Respire : La Méthode pour Booster Votre Immunité

Respire : La Méthode pour Booster Votre Immunité

SAMUEL PHILIPP

Sommaire

Introduction : Découvrez le pouvoir de la respiration

Respirer. Un geste si simple, si automatique, que nous en oublions parfois toute son importance. Pourtant, la respiration est bien plus qu'une simple fonction vitale. Elle est une véritable alliée pour notre santé physique et mentale, un outil puissant que nous portons en nous et qui ne demande qu'à être exploité.

Lorsque j'ai commencé à m'intéresser de plus près à la respiration, j'étais loin de me douter de l'impact qu'elle aurait sur ma vie. Comme beaucoup, je respirais de façon automatique, sans y prêter attention, ignorant tout du potentiel de cet acte pourtant si naturel.

C'est en traversant une période difficile, marquée par le stress et les problèmes de santé, que j'ai découvert les vertus insoupçonnées de la respiration consciente. En apprenant à respirer profondément, à écouter mon souffle, j'ai peu à peu senti mon corps se détendre, mes tensions s'apaiser.

J'ai compris que la respiration était bien plus qu'un simple réflexe : elle était un outil de régulation émotionnelle, un moyen de me reconnecter à moi-même et de renforcer mes défenses naturelles.

Au fil de mes recherches et de ma pratique, j'ai découvert que la science confirmait ce que les traditions ancestrales, du yoga à la méditation, enseignent depuis des millénaires : une respiration consciente et maîtrisée a le pouvoir de transformer notre santé et notre bien-être.

Des effets anti-stress à l'amélioration de la qualité du sommeil, en passant par le renforcement du système immunitaire, les bienfaits d'une respiration optimale sont innombrables. Pourtant, dans notre société moderne, nous avons peu à peu perdu ce lien intime avec notre souffle, adoptant sans le savoir de mauvaises habitudes respiratoires qui nuisent à notre santé.

Ce livre est né de la volonté de partager mes découvertes et d'offrir à chacun les clés pour se réapproprier cet outil merveilleux qu'est la respiration. À travers ces pages, vous découvrirez comment votre souffle influence votre corps et votre esprit, et comment, en le maîtrisant, vous pouvez prendre un contrôle actif sur votre santé et votre bien-être.

Vous apprendrez les techniques de respiration les plus efficaces pour lutter contre le stress, renforcer votre immunité, améliorer votre digestion ou encore optimiser vos performances physiques et mentales. Vous comprendrez comment intégrer ces pratiques dans votre quotidien, au travail, chez vous ou lors de vos activités sportives. Mais au-delà des techniques, ce livre est aussi une invitation à changer votre regard sur la respiration, à en faire une alliée de chaque instant.

Car en apprenant à respirer consciemment, c'est un véritable art de vivre que vous développerez, basé sur l'écoute de soi et l'harmonie entre le corps et l'esprit. Que vous soyez stressé, fatigué, anxieux ou simplement désireux de prendre soin de vous, les enseignements de ce livre vous accompagneront pas à pas vers une respiration plus saine, plus profonde et plus consciente.

Vous découvrirez qu'au-delà d'une simple fonction automatique, la respiration est une porte ouverte vers une meilleure santé, un plus grand équilibre émotionnel et une qualité de vie optimisée. Alors, êtes-vous prêt à révolutionner votre souffle et à découvrir tout le potentiel de cet incroyable outil ?

Plongez au cœur de ces pages et laissez-vous guider vers une nouvelle façon de respirer, pour une vie plus saine, plus sereine et plus épanouie. Car rappelez-vous : chaque inspiration est une opportunité de prendre soin de vous, de vous ressourcer et de vous reconnecter à l'essentiel. Alors, inspirez... et découvrez le pouvoir extraordinaire de votre souffle !

Un outil ancestral au service de notre santé moderne

Depuis des millénaires, les traditions orientales comme le yoga ou la médecine ayurvédique ont fait de la respiration le pilier de leurs pratiques de santé et de bien-être. Ces enseignements ancestraux nous révèlent que le souffle est bien plus qu'un simple processus physiologique : il est un pont entre le corps et l'esprit, une clé pour harmoniser nos énergies vitales.

Aujourd'hui, la science occidentale redécouvre peu à peu ces savoirs anciens et confirme, études après études, les multiples bienfaits d'une respiration consciente et maîtrisée. Des neurosciences à la psychologie en passant par l'immunologie, les recherches les plus récentes nous montrent que la façon dont nous respirons à un impact direct sur notre santé physique, mentale et émotionnelle.

Pourtant, dans notre société moderne, nous avons peu à peu perdu ce lien intime avec notre souffle. Stress, sédentarité, pollution... Notre mode de vie actuel nous éloigne d'une respiration naturelle et équilibrée, nous faisant adopter de mauvaises habitudes qui, à long terme, nuisent à notre bien-être. Respirer par la bouche, bloquer son souffle, respirer de façon saccadée ou superficielle...

Autant de réflexes néfastes qui s'installent sans que nous en ayons conscience et qui, jour après jour, fragilisent notre santé. Car une mauvaise respiration, c'est moins d'oxygène pour nos cellules, plus de toxines dans notre organisme, un terrain propice aux tensions, à la fatigue et au stress.

Face à ce constat, il est temps de nous réapproprier cet outil merveilleux qu'est notre souffle, de renouer avec cette sagesse ancestrale qui fait de la respiration la clé d'une santé optimale. Et la bonne nouvelle, c'est que cette ressource extraordinaire est à la portée de tous, gratuite, disponible à chaque instant.

Apprendre à respirer consciemment, c'est se donner la possibilité de prendre un contrôle actif sur notre bien-être, de puiser dans nos ressources intérieures pour faire face aux défis du quotidien. C'est aussi un moyen de se reconnecter à soi, de s'accorder des moments de calme et de présence dans un monde qui va toujours plus vite.

Alors, inspirons-nous de ces traditions millénaires qui ont fait de la respiration un art de vivre, et réapprenons, ensemble, à respirer pour notre santé et notre équilibre. Car chaque souffle conscient est un pas vers une vie plus harmonieuse, où corps et esprit ne font qu'un.

Votre respiration, votre meilleure alliée santé

Imaginez un outil capable de réduire votre stress, de renforcer votre immunité, d'améliorer votre digestion, de booster votre énergie et même d'optimiser vos performances cognitives. Un outil simple, naturel, accessible à tous et à tout moment.

Cet outil existe, et il est en vous : c'est votre respiration. Bien plus qu'un simple automatisme, la respiration est un processus complexe qui influence l'ensemble de notre organisme. À chaque inspiration, nous permettons à notre corps de s'oxygéner, de se nourrir en énergie vitale.

À chaque expiration, nous éliminons les toxines, nous relâchons les tensions accumulées. Pourtant, trop souvent, nous négligeons ce précieux allié, adoptant sans le savoir des habitudes respiratoires néfastes pour notre santé. Respiration superficielle, souffle court, blocages...

Autant de signaux qui nous alertent sur un déséquilibre de notre fonction respiratoire et qui, à long terme, peuvent entraîner des conséquences sur notre bien-être global. Car une respiration inadaptée, c'est un corps qui s'asphyxie, un esprit qui s'agite, un terrain propice au stress, à l'anxiété et à la fatigue chronique.

À l'inverse, une respiration consciente et maîtrisée permet à notre organisme de fonctionner de façon optimale, favorisant la détente, la vitalité et l'équilibre intérieur. Les bienfaits d'une respiration saine sont innombrables et touchent tous les aspects de notre santé.

Sur le plan physique, elle permet un meilleur apport en oxygène, une élimination efficace des déchets métaboliques, un renforcement du système immunitaire et une optimisation des fonctions digestives.

Au niveau mental et émotionnel, une respiration profonde et régulière aide à calmer le flux des pensées, à réduire le stress et l'anxiété, à améliorer la qualité du sommeil et à cultiver un état de présence et de sérénité.

Elle est aussi un formidable outil de gestion des émotions, permettant de prendre du recul face aux situations difficiles et de retrouver un équilibre intérieur. Mais comment faire de notre respiration notre meilleure alliée santé ?

La clé est dans la conscience et la régularité. En apprenant à porter notre attention sur notre souffle, à l'approfondir, à le rythmer, nous pouvons peu à peu reprogrammer notre façon de respirer et en faire un réflexe de santé au quotidien.

Exercices de respiration, cohérence cardiaque, pranayama... Il existe de nombreuses techniques pour se réapproprier son souffle et en faire un véritable outil de bien-être. L'essentiel est de trouver celles qui nous conviennent et de les intégrer progressivement dans notre routine, que ce soit au réveil, au travail, avant un repas ou au coucher.

En faisant de notre respiration une priorité, nous posons un acte d'amour envers nous-mêmes, nous nous donnons les moyens de prendre soin de notre santé de la façon la plus naturelle et la plus autonome qui soit.

Alors, à chaque instant, rappelons-nous de ce précieux allié qui sommeille en nous, et offrons-lui toute notre conscience pour en faire le pilier de notre bien-être.

Partie I : Les fondamentaux de la respiration

Avant de plonger dans les techniques de respiration pour renforcer notre immunité, il est essentiel de bien comprendre les bases de ces deux fonctions vitales de notre organisme.

Dans cette première partie, nous allons explorer les rouages du système immunitaire et le rôle clé que joue la respiration dans son bon fonctionnement. Le système immunitaire est notre bouclier naturel contre les agressions extérieures, qu'il s'agisse de virus, bactéries ou autres pathogènes.

Nous verrons comment il est composé d'une myriade de cellules spécialisées qui travaillent main dans la main pour nous défendre. Mais ce système de défense complexe a besoin d'être soutenu et régulé en permanence.

C'est là qu'intervient la respiration. En effet, une respiration correcte est indispensable pour oxygéner nos cellules immunitaires et leur permettre de remplir leurs fonctions de surveillance, d'élimination des intrus et de réparation des tissus.

À l'inverse, une mauvaise respiration crée un terrain propice au stress oxydatif et à l'inflammation, affaiblissant nos défenses naturelles. Comprendre ce lien intime entre respiration et immunité est la première étape pour faire de notre souffle un véritable allié santé.

Dans les chapitres qui suivent, nous poserons les fondations d'une nouvelle approche de la respiration, à la fois comme fonction physiologique essentielle et comme outil de renforcement de notre système immunitaire.

Prêts à inspirer un grand coup ?

Chapitre 1 : Comprendre le système immunitaire : les bases

Le système immunitaire est un réseau complexe et fascinant qui protège notre corps contre une multitude d'envahisseurs potentiellement dangereux. C'est notre bouclier naturel, travaillant sans relâche pour nous défendre contre les virus, les bactéries, les champignons et même les cellules cancéreuses. Comprendre les bases de ce système est essentiel pour saisir comment notre corps maintient notre santé et combat les maladies.

Les acteurs clés du système immunitaire

Au cœur de notre système immunitaire se trouvent les globules blancs, également appelés leucocytes. Ces cellules spécialisées sont produites dans la moelle osseuse et circulent dans notre sang et notre système lymphatique, toujours à l'affût des menaces potentielles.

Il existe plusieurs types de globules blancs, chacun jouant un rôle spécifique dans la défense de notre organisme. Les lymphocytes, un type particulier de globules blancs, sont les maestros de notre réponse immunitaire.

On distingue deux grandes familles de lymphocytes : les lymphocytes B et les lymphocytes T. Les lymphocytes B sont responsables de la production d'anticorps, des protéines spécialisées capables de se lier spécifiquement aux envahisseurs et de les neutraliser.

Les lymphocytes T, quant à eux, ont pour mission de détruire directement les cellules infectées ou anormales. Mais les globules blancs ne sont pas les seuls acteurs de notre immunité. Les organes lymphoïdes, tels que la moelle osseuse, le thymus, la rate et les ganglions lymphatiques, jouent également un rôle crucial.

C'est dans ces structures que les cellules immunitaires se développent, mûrissent et se coordonnent pour assurer une réponse efficace contre les menaces.

Les deux piliers de l'immunité : inné et adaptatif

Notre système immunitaire repose sur deux piliers complémentaires : l'immunité innée et l'immunité adaptative. L'immunité innée constitue notre première ligne de défense. Elle est non spécifique, ce qui signifie qu'elle ne cible pas un pathogène particulier mais réagit de manière générale à tout signal de danger.

Les acteurs clés de l'immunité innée sont les barrières physiques comme la peau et les muqueuses, mais aussi certains types de globules blancs tels que les macrophages et les cellules tueuses naturelles (NK). L'immunité adaptative, quant à elle, est une réponse plus ciblée et plus efficace, mais qui nécessite plus de temps pour se mettre en place.

Elle fait intervenir les lymphocytes B et T qui, grâce à leur capacité à reconnaître spécifiquement les antigènes des pathogènes, peuvent produire une réponse sur-mesure.

L'un des aspects les plus remarquables de l'immunité adaptative est sa capacité à générer une mémoire immunitaire : lors d'une deuxième rencontre avec un pathogène déjà combattu, la réponse sera plus rapide et plus efficace.

La communication au sein du système immunitaire

Pour fonctionner de manière optimale, les différents acteurs du système immunitaire doivent communiquer et se coordonner en permanence. Cette communication est assurée par un vaste réseau de molécules messagères appelées cytokines.

Les cytokines sont produites par les cellules immunitaires et agissent comme de véritables signaux de régulation, capables de stimuler ou de freiner la réponse immunitaire selon les besoins. Parmi les cytokines les plus importantes, on trouve les interférons et les interleukines.

Les interférons sont produits en réponse aux infections virales et ont pour fonction d'interférer avec la réplication des virus dans les cellules infectées. Les interleukines, quant à elles, sont impliquées dans la communication entre les différents types de globules blancs et jouent un rôle clé dans l'orientation et l'amplification de la réponse immunitaire.

Quand le système immunitaire déraille

Malgré son efficacité remarquable, notre système immunitaire n'est pas infaillible. Il arrive parfois qu'il déraille, conduisant à des réactions inappropriées ou excessives. C'est le cas des maladies auto-immunes, où le système immunitaire se retourne contre les tissus sains de l'organisme, les prenant pour des envahisseurs.

Des maladies comme la polyarthrite rhumatoïde, le lupus ou la sclérose en plaques sont des exemples de pathologies auto-immunes. À l'inverse, certaines personnes souffrent de déficits immunitaires, congénitaux ou acquis, qui réduisent la capacité de leur système immunitaire à combattre les infections.

Le syndrome d'immunodéficience acquise (SIDA), causé par le virus du VIH, en est un exemple tristement célèbre.

Prendre soin de son immunité au quotidien

Au-delà de ces dysfonctionnements pathologiques, notre système immunitaire est influencé au quotidien par de nombreux facteurs liés à notre mode de vie. Le stress chronique, une mauvaise alimentation, le manque de sommeil ou encore la sédentarité sont autant d'éléments qui peuvent affaiblir nos défenses naturelles.

Prendre soin de son immunité passe donc par l'adoption d'une hygiène de vie saine et équilibrée. Une alimentation riche en fruits et légumes, sources de vitamines et de minéraux essentiels au bon fonctionnement du système immunitaire, est un pilier fondamental. La pratique régulière d'une activité physique modérée contribue également à renforcer nos défenses, en stimulant la circulation sanguine et en réduisant le stress.

Le sommeil joue aussi un rôle crucial dans la régulation de notre immunité. Pendant notre repos, notre corps produit des molécules clés comme les cytokines qui participent à la coordination de la réponse immunitaire. Enfin, la gestion du stress par des techniques de relaxation ou de méditation peut aider à préserver l'équilibre de notre système immunitaire, en régulant la production de cortisol, une hormone qui peut affaiblir nos défenses naturelles lorsqu'elle est produite en excès.

En complément d'information

Le système immunitaire et la respiration sont étroitement liés. En effet, une respiration correcte est essentielle pour assurer une bonne oxygénation des cellules immunitaires et leur permettre de fonctionner de manière optimale.

Lorsque nous respirons superficiellement ou de manière inadaptée, nous privons notre corps de l'oxygène dont il a besoin, créant un terrain propice au stress oxydatif et à l'inflammation. Le stress oxydatif est un déséquilibre entre la production de radicaux libres, des molécules très réactives qui peuvent endommager nos cellules, et la capacité de notre organisme à les neutraliser.

Ce déséquilibre peut être causé par divers facteurs comme la pollution, le tabac, une alimentation déséquilibrée ou encore un manque d'oxygénation lié à une mauvaise respiration. Lorsque le stress oxydatif devient chronique, il peut affaiblir notre système immunitaire et nous rendre plus vulnérables aux infections et aux maladies.

L'inflammation, quant à elle, est une réaction naturelle de notre système immunitaire face à une agression. Elle se caractérise par une augmentation du flux sanguin et une accumulation de globules blancs dans la zone concernée, dans le but d'éliminer l'agent pathogène et de réparer les tissus endommagés.

Cependant, lorsque l'inflammation devient chronique, elle peut devenir délétère et contribuer au développement de nombreuses pathologies comme les maladies cardiovasculaires, le diabète ou encore certains cancers.

Une respiration consciente et profonde peut nous aider à lutter contre le stress oxydatif et l'inflammation chronique. En apportant davantage d'oxygène à nos cellules, elle favorise la production d'énergie et optimise le fonctionnement de notre système immunitaire.

De plus, une respiration abdominale lente et régulière stimule le nerf vague, un nerf clé du système nerveux parasympathique qui joue un rôle essentiel dans la régulation de l'inflammation. Parmi les techniques de respiration les plus bénéfiques pour notre immunité, on trouve la cohérence cardiaque.

Cette pratique consiste à synchroniser notre rythme respiratoire avec notre rythme cardiaque, en respirant à une fréquence d'environ 6 cycles par minute. Des études ont montré que la pratique régulière de la cohérence cardiaque pouvait renforcer notre résilience face au stress, réduire l'inflammation et améliorer la fonction immunitaire.

Conclusion

Le système immunitaire est un allié précieux qui veille en permanence sur notre santé. Comprendre son fonctionnement et les facteurs qui l'influencent est essentiel pour mieux prendre soin de nos défenses naturelles.

En adoptant un mode de vie sain et équilibré, nous pouvons soutenir notre immunité et renforcer notre résistance face aux maladies. C'est un investissement quotidien pour notre bien-être, qui peut faire toute la différence sur le long terme.

Prendre soin de notre respiration est un geste simple mais puissant pour soutenir notre immunité. En intégrant des exercices de respiration consciente dans notre routine quotidienne, nous pouvons agir activement pour renforcer nos défenses naturelles et préserver notre santé sur le long terme.

C'est un outil précieux à notre portée, qui ne demande qu'à être cultivé avec patience et régularité.

Chapitre 2 : Le rôle clé de la respiration

La respiration, cet acte si naturel et pourtant si puissant, joue un rôle essentiel dans le maintien de notre santé et le renforcement de notre système immunitaire. Bien plus qu'un simple mécanisme d'échange gazeux, la respiration est un véritable levier pour stimuler nos défenses naturelles et nous aider à faire face aux agressions extérieures.

L'oxygénation, carburant de notre immunité

Au cœur de ce lien entre respiration et immunité se trouve l'oxygénation. Lorsque nous inspirons, nous permettons à notre corps de s'approvisionner en oxygène, véritable carburant de nos cellules immunitaires. En effet, nos globules blancs, ces soldats de notre système de défense, ont besoin d'un apport constant en oxygène pour remplir leurs fonctions de surveillance, d'élimination des pathogènes et de réparation des tissus.

Une respiration superficielle ou inadaptée, souvent liée au stress ou à de mauvaises habitudes, prive notre organisme de cet oxygène vital. Les cellules immunitaires se retrouvent alors en déficit énergétique, moins aptes à se multiplier et à produire les substances nécessaires pour combattre les infections. À l'inverse, une respiration profonde et consciente permet d'optimiser l'oxygénation de notre corps, donnant ainsi à notre système immunitaire les ressources dont il a besoin pour fonctionner de manière optimale.

La respiration, régulatrice du stress et de l'inflammation

Mais le rôle de la respiration ne se limite pas à l'apport d'oxygène. Elle est aussi un puissant outil de régulation du stress et de l'inflammation, deux facteurs qui peuvent grandement impacter notre immunité.

Le stress chronique, si courant dans nos vies modernes, est en effet un véritable ennemi de notre système immunitaire. Lorsque nous sommes stressés, notre corps produit des hormones comme le cortisol qui, à long terme, peuvent affaiblir nos défenses naturelles et nous rendre plus vulnérables aux infections.

C'est là que la respiration entre en jeu. Des techniques comme la cohérence cardiaque ou la respiration abdominale permettent de calmer le flux des pensées, de réduire le niveau de stress et de favoriser un état de détente propice au bon fonctionnement de notre immunité.

En respirant lentement et profondément, nous stimulons le nerf vague, un acteur clé du système nerveux parasympathique qui joue un rôle essentiel dans la régulation de l'inflammation.

Des études ont ainsi montré que la pratique régulière d'exercices de respiration consciente pouvait réduire les marqueurs de l'inflammation dans l'organisme, renforçant par là même notre résistance face aux infections.

C'est tout l'enjeu de disciplines comme le yoga ou la méditation, qui font de la respiration un pilier de leur approche de la santé et du bien-être.

La respiration, alliée de notre microbiote

Un autre aspect fascinant du lien entre respiration et immunité concerne notre microbiote. Ces milliards de micro-organismes qui peuplent nos muqueuses, notamment intestinales et respiratoires, jouent un rôle crucial dans la régulation de notre système immunitaire.

Or, la qualité de notre respiration influence directement l'équilibre de ce microbiote. Une respiration nasale, lente et profonde, favorise en effet le maintien d'une flore microbienne saine et diversifiée, véritable bouclier contre les pathogènes.

À l'inverse, une respiration buccale ou superficielle peut perturber cet équilibre délicat, ouvrant la porte aux infections et aux inflammations chroniques. Prendre soin de notre respiration, c'est donc aussi chouchouter notre microbiote et, par extension, notre immunité.

Des gestes simples comme le fait de respirer par le nez, d'adopter une posture droite favorisant l'expansion de la cage thoracique ou encore de pratiquer des exercices de respiration abdominale au quotidien peuvent faire toute la différence.

Intégrer la respiration consciente dans son quotidien

Mais comment faire de la respiration une véritable alliée de notre immunité au quotidien ? La clé est dans la régularité et la conscience. Il ne s'agit pas de pratiquer des exercices respiratoires pendant des heures, mais plutôt d'intégrer des moments de respiration consciente tout au long de la journée.

Cela peut passer par une courte séance de cohérence cardiaque le matin au réveil, quelques respirations profondes avant un repas ou encore un temps de méditation en fin de journée. L'essentiel est de créer une routine, d'accorder à notre souffle l'attention qu'il mérite pour en faire un réflexe de santé.

Certaines activités comme le chant, le yoga ou même la marche en pleine nature sont aussi de formidables opportunités pour se reconnecter à notre respiration et en faire un outil de bien-être. En portant notre attention sur notre souffle lors de ces moments, nous lui permettons d'déployer tous ses bienfaits sur notre corps et notre esprit.

Résumé des principaux bienfaits de la respiration consciente

- Réduction du stress et de l'anxiété : la respiration profonde active le système nerveux parasympathique, qui a un effet apaisant et relaxant. Elle aide à réduire le niveau de cortisol, l'hormone du stress.

- Amélioration de la concentration et des capacités cognitives : une bonne oxygénation du cerveau favorise l'attention, la mémoire et la clarté d'esprit. La respiration consciente aide à se recentrer sur le moment présent.

- Meilleure gestion des émotions : en apaisant le mental, la respiration permet de prendre du recul face aux émotions négatives. Elle développe l'intelligence émotionnelle et la connaissance de soi.

- Soulagement des douleurs chroniques : la respiration abdominale profonde aide à détendre les tensions musculaires et articulaires, réduisant ainsi certaines douleurs.

- Amélioration de la qualité du sommeil : en apaisant le système nerveux, la respiration consciente facilite l'endormissement et un sommeil plus réparateur.

- Stimulation de la digestion : le ventre se soulève et s'abaisse au rythme de la respiration abdominale, ce qui masse les organes digestifs et améliore le transit.

- Augmentation de la vitalité et de l'énergie : une meilleure oxygénation cellulaire booste le métabolisme et combat la fatigue. La respiration dynamise le corps et l'esprit.

- Développement personnel et spirituel : la respiration consciente, proche de la méditation, permet de se reconnecter à soi. Elle favorise l'intuition, la créativité, la compassion et l'ouverture à la vie.

En résumé, au-delà de ses effets sur l'immunité, la respiration consciente agit comme un véritable outil de bien-être global, tant sur le plan physique que mental, émotionnel et même spirituel. Ses bienfaits sont accessibles à tous grâce à des exercices simples à intégrer au quotidien.

Conclusion

La respiration est bien plus qu'une fonction automatique. C'est un levier extraordinaire pour prendre soin de notre santé et renforcer notre immunité.

En oxygénant nos cellules, en régulant notre niveau de stress, en préservant notre microbiote, elle agit à tous les niveaux pour optimiser nos défenses naturelles. Alors, prenons le temps de respirer, pleinement et consciemment.

Faisons de notre souffle un allié de chaque instant, un gardien bienveillant de notre bien-être. Car chaque inspiration est une opportunité de nourrir notre corps, d'apaiser notre esprit et de renforcer notre immunité.

La respiration est un cadeau de la vie, à nous d'en faire un art au service de notre santé.

Chapitre 3 : Les effets néfastes du stress

Le stress, cet incontournable de la vie moderne, est bien plus qu'une simple sensation désagréable. C'est un véritable ennemi de notre santé, et en particulier de notre système immunitaire. Lorsque nous sommes stressés, notre corps déclenche une cascade de réactions physiologiques qui, si elles se prolongent, peuvent sérieusement compromettre nos défenses naturelles.

Le stress, une réponse primitive devenue chronique

Pour comprendre les effets du stress sur notre immunité, il faut d'abord saisir son origine. Le stress est en réalité une réponse adaptative, héritée de nos ancêtres chasseurs-cueilleurs. Face à un danger, comme un prédateur, leur corps se mettait en alerte, libérant des hormones comme l'adrénaline et le cortisol pour les préparer à combattre ou à fuir.

Cette réaction, appelée "fight or flight" (combattre ou fuir), est une merveille de l'évolution. Elle permet de mobiliser rapidement l'énergie, d'augmenter la vigilance et la réactivité. Mais elle est conçue pour être brève, le temps de faire face à la menace.

Le problème, c'est que dans notre monde moderne, les stresseurs sont partout et souvent persistants : pression au travail, conflits relationnels, inquiétudes financières, etc. Notre corps réagit à ces menaces psychologiques comme il le ferait face à un danger physique, en déclenchant la réponse de stress.

Mais sans possibilité de "combattre" ou de "fuir", cette réaction s'enlise, devient chronique. Et c'est là que les ennuis commencent pour notre immunité.

Quand le stress dérègle notre système immunitaire

Lorsque le stress devient chronique, il perturbe profondément l'équilibre de notre système immunitaire. Les hormones du stress, en particulier le cortisol, jouent un rôle central dans ce dérèglement. Le cortisol est une hormone essentielle, qui nous aide à nous adapter aux situations stressantes.

Mais lorsqu'il est produit en excès et de manière prolongée, il devient un véritable poison pour nos défenses immunitaires. Tout d'abord, le cortisol freine la production et l'activité de plusieurs cellules clés de notre immunité, comme les lymphocytes T et les cellules tueuses naturelles (NK).

Ces globules blancs spécialisés sont nos principaux soldats contre les virus, les bactéries et même les cellules cancéreuses. En les mettant en sourdine, le stress chronique affaiblit notre première ligne de défense. Mais le cortisol ne se contente pas de réduire nos troupes immunitaires.

Il perturbe aussi leur communication et leur coordination. Normalement, notre réponse immunitaire est finement régulée par tout un réseau de molécules messagères, les cytokines. Le stress chronique brouille ces signaux, créant une véritable cacophonie immunitaire.

Résultat : notre système de défense devient confus, déséquilibré. Certaines réactions immunitaires sont excessives, provoquant des inflammations chroniques délétères pour nos tissus. D'autres sont insuffisantes, nous laissant vulnérables aux infections.

C'est un peu comme une armée dont les soldats tireraient parfois à tort et à travers, et d'autres fois pas du tout, faute d'ordres clairs.

Un terrain propice aux infections et aux maladies

Affaibli et dérégulé par le stress chronique, notre système immunitaire peine à remplir sa mission de protection. Nous devenons alors plus vulnérables à tout un éventail de problèmes de santé. Tout d'abord, le stress augmente notre susceptibilité aux infections, des plus bénignes aux plus sérieuses. Rhumes à répétition, grippe qui traîne en longueur, herpès qui refait surface...

Notre corps stressé a du mal à se défendre contre les envahisseurs microbiens. Mais le stress ne se contente pas de nous rendre plus fragiles face aux microbes. Il crée aussi un terrain propice au développement et à la progression de maladies plus graves.

De nombreuses études ont montré que le stress chronique peut favoriser l'apparition et l'aggravation de cancers. En effet, les cellules cancéreuses, normalement détectées et éliminées par notre système immunitaire, profitent de son affaiblissement pour proliférer et se disséminer.

Le stress est aussi un facteur aggravant de nombreuses maladies auto-immunes, comme la polyarthrite rhumatoïde, le lupus ou la maladie de Crohn. Dans ces pathologies, le système immunitaire déréglé attaque par erreur les tissus sains de l'organisme.

Le stress, en perturbant encore plus la régulation immunitaire, peut déclencher ou intensifier ces réactions auto-immunes délétères. Enfin, le stress chronique est un terreau pour les maladies cardiovasculaires.

L'inflammation chronique qu'il provoque abîme la paroi de nos artères, favorisant la formation de plaques d'athérome. Ces plaques, en se détachant, peuvent provoquer infarctus et accidents vasculaires cérébraux.

Briser le cercle vicieux du stress et de l'inflammation

Le stress et l'inflammation forment un véritable cercle vicieux. Le stress chronique, en dérégulant le système immunitaire, provoque une inflammation persistante et de bas grade. Cette inflammation, à son tour, affecte notre cerveau et notre humeur, nous rendant plus sensibles au stress et à l'anxiété. Pour briser ce cercle vicieux, il est essentiel d'agir à la fois sur le stress et sur l'inflammation.

C'est là que la respiration entre en jeu. Une respiration consciente et profonde est un outil puissant pour réguler le stress et calmer l'inflammation. En pratiquant régulièrement des exercices de respiration, comme la cohérence cardiaque ou la respiration abdominale, nous activons le système nerveux parasympathique.

Cette branche de notre système nerveux autonome est l'antidote naturel du stress. Elle permet de calmer l'organisme, de réduire la production de cortisol et de favoriser un état de détente et de régénération. La respiration profonde permet aussi d'oxygéner efficacement nos cellules immunitaires, leur donnant l'énergie nécessaire pour fonctionner de manière optimale.

Elle stimule également la circulation lymphatique, aidant à éliminer les toxines et les déchets inflammatoires. Enfin, en nous reconnectant à notre corps et au moment présent, la respiration consciente nous aide à prendre du recul face aux situations stressantes. Elle cultive notre résilience émotionnelle, notre capacité à faire face sereinement aux défis du quotidien.

Conclusion

Le stress, surtout lorsqu'il devient chronique, est un véritable ennemi de notre immunité. En perturbant l'équilibre délicat de notre système de défense, il nous rend plus vulnérables aux infections, aux maladies auto-immunes, aux cancers et aux troubles cardiovasculaires.

Prendre soin de notre respiration est une des clés pour briser le cercle vicieux du stress et de l'inflammation. En intégrant des exercices de respiration consciente dans notre quotidien, nous pouvons réguler notre réponse au stress, renforcer nos défenses immunitaires et cultiver une meilleure résilience.

Mais la respiration n'est qu'un aspect d'une approche globale de gestion du stress. Une alimentation saine, riche en nutriments anti-inflammatoires, un sommeil de qualité, une activité physique régulière et des techniques de relaxation comme la méditation sont autant d'alliés pour préserver notre immunité face au stress de la vie moderne.

Prendre soin de notre système immunitaire, c'est avant tout prendre soin de nous, dans toutes les dimensions de notre être. C'est apprendre à écouter les messages de notre corps, à respecter ses besoins de repos, de détente et de ressourcement. C'est cultiver un art de vivre qui place notre bien-être et notre équilibre au centre.

Alors, face au stress, inspirons profondément. Et expirons lentement, en relâchant les tensions, en laissant aller ce qui ne nous sert plus. Chaque respiration consciente est un pas vers une immunité plus forte, vers une santé plus résiliente. Chaque souffle est une invitation à prendre soin de ce précieux système qui, jour après jour, veille sur notre vie et notre bien-être.

Chapitre 4 : Une mauvaise respiration

Nous respirons plus de 20 000 fois par jour, souvent sans même y penser. Pourtant, la façon dont nous respirons à un impact direct sur notre santé, et en particulier sur notre système immunitaire. Une respiration inadaptée, qu'elle soit superficielle, saccadée ou insuffisante, peut progressivement affaiblir nos défenses naturelles, nous rendant plus vulnérables aux infections et aux maladies.

Les méfaits d'une respiration superficielle

L'un des problèmes les plus courants est la respiration superficielle, aussi appelée respiration thoracique. Ce type de respiration se caractérise par des inspirations courtes et rapides, qui ne sollicitent que la partie supérieure des poumons.

Souvent liée au stress, aux tensions ou à de mauvaises postures, la respiration superficielle ne permet pas une oxygénation optimale de l'organisme. Or, nos cellules immunitaires ont un besoin crucial en oxygène pour fonctionner efficacement.

Les globules blancs, en particulier, utilisent l'oxygène pour produire des molécules appelées espèces réactives de l'oxygène (ERO), qui sont de véritables armes contre les agents pathogènes. Lorsque nous manquons d'oxygène à cause d'une respiration superficielle, nos soldats immunitaires se retrouvent en quelque sorte à court de munitions.

De plus, une respiration superficielle maintient notre corps dans un état de stress chronique. Lorsque nous respirons rapidement et sans profondeur, nous activons le système nerveux sympathique, responsable de la réponse "combat ou fuite".

À long terme, cette hyperactivation du système sympathique perturbe l'équilibre de notre système immunitaire, favorisant l'inflammation chronique et nous rendant plus sensibles aux infections.

L'impact négatif d'une respiration par la bouche

Un autre problème fréquent est la respiration par la bouche. Bien que parfois nécessaire, notamment lors d'un effort physique intense, la respiration buccale ne devrait pas être notre mode de respiration par défaut.

En effet, notre nez est spécialement conçu pour filtrer, humidifier et réchauffer l'air que nous inspirons, le préparant ainsi à entrer dans nos poumons. Lorsque nous respirons par la bouche, nous court-circuitons ces mécanismes de défense naturels.

L'air non filtré peut alors transporter des particules irritantes, des allergènes ou des agents pathogènes directement dans nos voies respiratoires, mettant à rude épreuve notre système immunitaire.

De plus, la respiration buccale a tendance à être plus rapide et moins profonde que la respiration nasale, accentuant les effets négatifs d'une respiration superficielle. À long terme, la respiration par la bouche peut également perturber l'équilibre de notre microbiote oral et respiratoire.

Ces communautés de micro-organismes bénéfiques, qui tapissent nos muqueuses, jouent un rôle essentiel dans notre immunité en agissant comme une barrière contre les envahisseurs indésirables. En modifiant l'humidité et le pH de notre bouche et de nos voies respiratoires, la respiration buccale peut favoriser la prolifération de bactéries pathogènes au détriment de notre flore protectrice.

Le rôle du diaphragme dans l'immunité

Le diaphragme, ce muscle en forme de dôme situé à la base des poumons, est le principal muscle respiratoire. Lorsque nous inspirons, le diaphragme se contracte et s'abaisse, créant une dépression qui permet à l'air de remplir nos poumons.

À l'expiration, il se relâche et remonte, aidant à expulser l'air vicié. Mais le diaphragme n'est pas qu'un simple soufflet. C'est aussi un véritable chef d'orchestre de notre système immunitaire.

Lorsqu'il se contracte et se relâche au rythme de notre respiration, le diaphragme effectue un véritable massage de nos organes abdominaux, stimulant la circulation lymphatique.

Ce système de drainage, parallèle à notre circulation sanguine, est crucial pour le transport et la maturation de nos cellules immunitaires. Une respiration peu profonde, qui ne sollicite pas pleinement le diaphragme, peut donc ralentir ce flux lymphatique si important pour notre immunité.

Les globules blancs peinent alors à circuler et à atteindre les zones où ils sont nécessaires, affaiblissant notre capacité à nous défendre contre les infections. De plus, des études ont montré que le diaphragme lui-même abrite des cellules immunitaires, en particulier des lymphocytes T régulateurs.

Ces cellules jouent un rôle clé dans la modulation de notre réponse immunitaire, prévenant les réactions excessives ou auto-immunes. Une respiration superficielle, en sous-sollicitant le diaphragme, pourrait donc perturber cette population de lymphocytes régulateurs et déséquilibrer notre immunité.

L'hyperventilation, l'ennemi de notre équilibre acido-basique

L'hyperventilation est un trouble respiratoire caractérisé par une respiration trop rapide et trop profonde par rapport aux besoins de l'organisme. Souvent liée à l'anxiété ou au stress, elle peut sembler contre-intuitive : comment une respiration ample pourrait-elle nous nuire ?

En réalité, l'hyperventilation perturbe l'équilibre délicat entre le dioxyde de carbone (CO_2) et l'oxygène dans notre sang. Lorsque nous expirons trop de CO_2 par rapport à la production métabolique de notre corps, nous développons une hypocapnie, c'est-à-dire un manque de CO_2 dans le sang.

Or, le CO_2 n'est pas qu'un déchet à éliminer. C'est aussi un régulateur clé de notre pH sanguin. Lorsque sa concentration diminue, notre sang devient plus alcalin, un phénomène appelé alcalose respiratoire. Cette alcalose peut avoir de multiples conséquences néfastes pour notre santé, et en particulier pour notre immunité.

Les globules blancs, comme toutes nos cellules, sont très sensibles aux variations de pH. Un environnement trop alcalin peut perturber leur métabolisme, leur capacité à se déplacer et à communiquer entre eux.

Certaines études suggèrent même qu'une alcalose pourrait inhiber la phagocytose, ce processus clé par lequel nos cellules immunitaires ingèrent et détruisent les agents pathogènes. De plus, l'hypocapnie provoquée par l'hyperventilation peut réduire le flux sanguin vers certains organes clés de notre immunité, comme la rate ou le thymus.

Ces organes, véritables centres de formation et de maturation de nos cellules immunitaires, se retrouvent alors moins bien approvisionnés en oxygène et en nutriments, ce qui peut affecter leur fonctionnement optimal.

Le rôle des sinus dans notre immunité

Enfin, il est important de ne pas négliger le rôle de nos sinus dans notre immunité respiratoire. Ces cavités creuses dans les os du crâne, connectées à nos fosses nasales, sont souvent considérées comme de simples caissons de résonance pour notre voix.

Pourtant, elles abritent une part importante de notre système immunitaire. Les muqueuses qui tapissent nos sinus sont riches en cellules immunitaires, notamment en lymphocytes B producteurs d'anticorps et en cellules tueuses naturelles (NK).

Ces sentinelles sont en première ligne pour détecter et neutraliser les agents pathogènes qui pourraient s'infiltrer par nos voies respiratoires supérieures. Mais pour que ces défenses locales puissent fonctionner de manière optimale, nos sinus ont besoin d'être correctement ventilés et drainés.

C'est là qu'intervient la respiration nasale. En créant un flux d'air régulier dans nos fosses nasales, elle permet de renouveler le mucus qui baigne nos sinus et d'évacuer les éventuels débris et pathogènes piégés dans ce filtre naturel.

À l'inverse, une respiration buccale chronique ou un blocage nasal lié à des allergies ou à une déviation de la cloison nasale peut perturber cette ventilation sinusale si importante. Le mucus stagne, créant un terrain propice au développement d'infections comme les sinusites.

Ces infections à répétition peuvent alors surcharger et épuiser nos défenses locales, créant une brèche dans notre immunité respiratoire.

Conclusion

Notre respiration est bien plus qu'un simple échange gazeux. C'est un processus complexe et multidimensionnel qui influence profondément notre santé immunitaire. Une respiration inadaptée, qu'elle soit superficielle, buccale, insuffisante ou excessive, peut progressivement affaiblir nos défenses naturelles à plusieurs niveaux. En perturbant notre oxygénation, notre équilibre acido-basique, notre circulation lymphatique ou encore notre microbiote respiratoire, une mauvaise respiration crée un terrain propice aux infections et aux inflammations chroniques.

Elle maintient notre corps dans un état de stress physiologique qui, à long terme, épuise et dérègle notre système immunitaire. Prendre conscience de ces mécanismes, c'est faire le premier pas vers une respiration plus saine et plus consciente. En apprenant à respirer par le nez, à solliciter notre diaphragme et à adopter un rythme lent et régulier, nous pouvons activement soutenir et renforcer notre immunité.

Chaque inspiration est une opportunité de nourrir nos cellules immunitaires, de stimuler notre circulation lymphatique et d'apaiser notre système nerveux. Chaque expiration est une chance d'évacuer les toxines, de réguler notre pH interne et de relâcher les tensions accumulées. Alors, prenons le temps d'observer notre souffle, de le ralentir et de l'approfondir.

Faisons de notre respiration une alliée consciente de notre santé, un outil puissant au service de notre immunité. Car prendre soin de notre respiration, c'est poser les fondations d'une santé plus résiliente et d'une vie plus épanouie.

Chapitre 5 : Les bienfaits d'une respiration consciente

Respirer. Un geste si simple, si automatique que nous en oublions souvent toute la puissance. Pourtant, la façon dont nous respirons à un impact direct sur notre santé physique, mentale et émotionnelle. Lorsque nous prenons conscience de notre souffle et que nous apprenons à le maîtriser, c'est tout notre être qui en bénéficie. La respiration consciente et profonde est un véritable trésor pour notre bien-être, une clé pour déverrouiller notre potentiel de santé et de vitalité.

Une oxygénation optimale pour un corps en pleine santé

L'un des bienfaits les plus immédiats d'une respiration consciente et profonde est l'amélioration de l'oxygénation de notre corps. Lorsque nous inspirons profondément, nous permettons à nos poumons de se remplir entièrement d'air, jusqu'aux alvéoles les plus profondes. Cet afflux d'oxygène est ensuite transporté par le sang jusqu'à chacune de nos cellules, leur fournissant l'énergie dont elles ont besoin pour fonctionner de manière optimale.

Une bonne oxygénation est essentielle pour notre santé à bien des égards. Elle permet à notre cerveau de rester alerte et concentré, à nos muscles de travailler efficacement, à notre système digestif de mieux assimiler les nutriments. Elle renforce également notre système immunitaire en permettant à nos globules blancs de produire les molécules dont ils ont besoin pour nous défendre contre les agents pathogènes.

À l'inverse, une respiration superficielle ou inadaptée prive notre corps de cet oxygène vital. Nos cellules se retrouvent alors en déficit énergétique, ce qui peut se traduire par de la fatigue, des troubles de la concentration, une digestion difficile ou encore une baisse de l'immunité. En apprenant à respirer profondément et consciemment, nous offrons à notre corps le carburant dont il a besoin pour fonctionner à son plein potentiel.

Un outil puissant pour apaiser le mental et les émotions

Mais les bienfaits d'une respiration consciente et profonde ne se limitent pas sur le plan physique. Notre souffle est intimement lié à notre état mental et émotionnel. Lorsque nous sommes stressés, anxieux ou en colère, notre respiration a tendance à devenir rapide, superficielle et irrégulière.

À l'inverse, lorsque nous sommes détendus et apaisés, notre respiration est naturellement plus lente, plus profonde et plus régulière. Ce lien entre respiration et émotions est à double sens. De même que nos états intérieurs influencent notre façon de respirer, notre façon de respirer peut influencer nos états intérieurs.

En d'autres termes, en modifiant consciemment notre respiration, nous pouvons agir sur notre mental et nos émotions. C'est tout le principe des techniques de respiration consciente comme la cohérence cardiaque ou la respiration abdominale.

En nous entraînant à ralentir et à approfondir notre souffle, nous envoyons un message de calme et de sécurité à notre système nerveux. Nous activons le système parasympathique, cette branche de notre système nerveux autonome qui favorise la détente, la digestion et la régénération.

Progressivement, en pratiquant régulièrement ces techniques de respiration, nous développons une plus grande résilience face au stress. Nous apprenons à prendre du recul face aux situations difficiles, à apaiser nos pensées anxieuses, à réguler nos émotions. La respiration consciente devient un ancrage, un refuge intérieur vers lequel nous pouvons nous tourner à tout moment pour retrouver notre centre et notre équilibre.

Une clé pour se reconnecter à soi et au moment présent

Au-delà de ses effets apaisants sur le mental et les émotions, la respiration consciente est aussi un formidable outil de présence et de reconnexion à soi. Dans notre vie moderne trépidante, nous avons souvent tendance à vivre dans notre tête, déconnectés de notre corps et du moment présent.

Nous ruminons le passé, nous nous projetons dans l'avenir, et nous passons à côté de la richesse de l'instant. La respiration consciente nous invite à faire une pause, à revenir à l'essentiel. En portant notre attention sur notre souffle, en observant les sensations qu'il crée dans notre corps, nous nous ancrons dans l'ici et maintenant.

Nous développons notre capacité à être pleinement présents, attentifs à ce qui se passe en nous et autour de nous. Cette qualité de présence a de multiples bienfaits. Elle nous permet de mieux savourer les moments agréables, d'être plus à l'écoute de nos besoins et de ceux des autres, de prendre des décisions plus éclairées.

Elle nourrit également notre créativité, notre intuition et notre sentiment de connexion avec le vivant. En cultivant une respiration consciente, nous cultivons donc aussi une relation plus riche et plus authentique à nous-mêmes et au monde qui nous entoure. Nous apprenons à habiter pleinement notre vie, à l'accueillir telle qu'elle est, instant après instant, souffle après souffle.

Un soutien précieux pour notre immunité

Revenons maintenant à notre système immunitaire, ce précieux allié de notre santé. Comme nous l'avons vu dans les chapitres précédents, notre immunité est étroitement liée à notre respiration. Une respiration inadaptée peut affaiblir nos défenses naturelles, tandis qu'une respiration consciente et profonde peut les renforcer.

En effet, en oxygénant pleinement notre corps, la respiration profonde permet à nos cellules immunitaires de fonctionner de manière optimale. Elle favorise la circulation de la lymphe, ce liquide qui transporte nos globules blancs à travers l'organisme. Elle stimule également l'élimination des toxines et des déchets, soulageant ainsi notre système immunitaire.

Mais ce n'est pas tout. La respiration consciente, en régulant notre niveau de stress, agit aussi indirectement sur notre immunité. Nous savons aujourd'hui que le stress chronique est l'un des principaux ennemis de notre système immunitaire.

En maintenant notre corps dans un état d'alerte permanent, il perturbe l'équilibre de nos défenses, nous rendant plus vulnérables aux infections et aux maladies. En nous aidant à mieux gérer notre stress, la respiration consciente permet donc de préserver notre immunité. Elle nous apprend à relâcher les tensions, à calmer notre système nerveux, à cultiver un état intérieur de calme et de résilience. Autant de conditions favorables au bon fonctionnement de notre système immunitaire.

Intégrer la respiration consciente dans notre quotidien

Au vu de tous ces bienfaits, il est clair que la respiration consciente est un allié précieux pour notre santé et notre bien-être. Mais comment l'intégrer dans notre vie quotidienne, souvent si chargée et si pressée ?

La bonne nouvelle, c'est que la respiration consciente ne nécessite pas forcément de longues séances de pratique. Quelques minutes par jour peuvent déjà faire une grande différence. L'essentiel est la régularité et la qualité de notre attention. Nous pouvons par exemple nous offrir un moment de respiration consciente au réveil, avant de nous lever.

Encore allongés, nous portons notre attention sur notre souffle, observant les mouvements de notre ventre et de notre cage thoracique. Nous profitons de ce moment pour nous relier à nous-mêmes, pour définir notre intention pour la journée à venir. De même, nous pouvons ponctuer notre journée de pauses respiratoires.

Avant un repas, entre deux rendez-vous, après une situation stressante... Chaque fois que nous en ressentons le besoin, nous prenons quelques instants pour respirer profondément, consciemment. Nous laissons notre souffle nous ancrer dans le moment présent, nous aider à relâcher les tensions, à retrouver notre centre.

Progressivement, à force de pratique, la respiration consciente peut devenir une véritable hygiène de vie, au même titre qu'une alimentation saine ou une activité physique régulière. Elle s'intègre naturellement dans notre quotidien, transformant chaque instant en une opportunité de prendre soin de nous, de notre corps et de notre esprit.

Conclusion

La respiration consciente et profonde est un trésor à notre portée, un outil d'une puissance insoupçonnée pour notre santé et notre épanouissement. En apprenant à maîtriser notre souffle, nous agissons simultanément sur notre corps, notre mental et nos émotions. Nous nous offrons une bouffée d'oxygène vital, un moment de calme intérieur, une pause régénératrice dans le tumulte de nos vies.

Alors, prenons le temps de respirer, pleinement et consciemment. Faisons de notre respiration une alliée, une amie bienveillante qui nous accompagne à chaque instant. Laissons-là nous guider vers plus de vitalité, de sérénité et de présence. Car chaque souffle conscient est un pas vers une vie plus riche, plus saine et plus épanouie. Une vie où nous sommes pleinement vivants, pleinement nous-mêmes.

Partie II : Les techniques de respiration

Maintenant que nous avons posé les bases du lien fascinant entre respiration et immunité, il est temps de passer à la pratique. Dans cette deuxième partie, nous allons explorer ensemble les techniques de respiration les plus efficaces pour renforcer vos défenses naturelles.

Des exercices ancestraux du yoga aux dernières découvertes de la science, vous découvrirez un éventail d'outils puissants pour optimiser votre oxygénation, réguler votre niveau de stress et stimuler votre système immunitaire. Respiration abdominale, cohérence cardiaque, pranayama...

Autant de clés pour faire de votre souffle votre meilleur allié santé. Mais pas d'inquiétude, nul besoin d'être un yogi confirmé pour en bénéficier.

Ces techniques, bien que profondes dans leurs effets, sont étonnamment simples à mettre en œuvre. Avec un peu de pratique et de régularité, vous pourrez les intégrer facilement dans votre quotidien, au travail comme à la maison.

Alors, prêt à libérer le potentiel de votre souffle ? Inspirez profondément, et tournez la page. Votre voyage vers une immunité renforcée commence ici.

Chapitre 6 : La respiration abdominale

La respiration est un processus vital pour notre organisme, lui permettant de s'approvisionner en oxygène et d'éliminer le dioxyde de carbone. Pourtant, bien que nous respirions en moyenne 20 000 fois par jour, peu d'entre nous prêtent attention à la façon dont nous effectuons cet acte si fondamental.

Or, la qualité de notre respiration a un impact direct sur notre santé, notre bien-être et notre immunité. Et l'une des clés pour optimiser ce processus est la respiration abdominale, aussi appelée respiration diaphragmatique.

Qu'est-ce que la respiration abdominale ?

La respiration abdominale est un mode de respiration naturel et profond qui sollicite pleinement le diaphragme, le muscle principal de la respiration. Situé à la base des poumons, le diaphragme est une cloison musculaire en forme de dôme qui sépare la cage thoracique de l'abdomen.

Lorsque nous inspirons, le diaphragme se contracte et s'aplatit, augmentant ainsi le volume de la cage thoracique et permettant aux poumons de se remplir d'air. À l'expiration, il se relâche et remonte, aidant les poumons à se vider. Lors d'une respiration abdominale, c'est donc le ventre qui se gonfle à l'inspiration et se dégonfle à l'expiration, témoignant du travail du diaphragme.

Cette respiration profonde permet de mobiliser la totalité des poumons, y compris les lobes inférieurs qui sont souvent négligés lors d'une respiration superficielle. Résultat : une oxygénation optimale de l'organisme, avec tous les bénéfices que cela implique pour notre santé.

Les bienfaits de la respiration abdominale

Les avantages d'une respiration abdominale régulière sont nombreux et touchent à la fois notre physique, notre mental et notre équilibre émotionnel. Voici quelques-uns des principaux bienfaits de cette pratique :

Une oxygénation optimale pour un corps en pleine santé

Le premier bénéfice de la respiration abdominale est une amélioration significative de l'oxygénation de notre corps. En mobilisant pleinement nos poumons, nous permettons un échange gazeux optimal, apportant davantage d'oxygène à notre sang et à nos cellules.

Cet apport accru en oxygène entraîne des répercussions positives sur l'ensemble de notre organisme. Tout d'abord, il booste notre métabolisme et notre production d'énergie. Nos cellules, mieux oxygénées, fonctionnent de manière plus efficace, ce qui se traduit par une vitalité accrue et une meilleure résistance à la fatigue.

C'est particulièrement bénéfique pour notre cerveau, grand consommateur d'oxygène, qui voit ses capacités cognitives et sa concentration améliorées. Une bonne oxygénation est aussi essentielle pour notre cœur et notre système cardiovasculaire. En effet, un sang bien oxygéné circule plus facilement, réduisant ainsi la pression artérielle et le travail cardiaque.

La respiration abdominale participe donc à la prévention des maladies cardiovasculaires. Enfin, comme nous l'avons vu dans les chapitres précédents, l'oxygène est le carburant de notre système immunitaire. Une respiration abdominale régulière permet donc de renforcer nos défenses naturelles en apportant à nos globules blancs l'énergie dont ils ont besoin pour nous protéger efficacement contre les infections et les maladies.

Un outil puissant de gestion du stress et des émotions

Au-delà de ses bienfaits physiques, la respiration abdominale est aussi un formidable outil de gestion du stress et de régulation émotionnelle. En effet, notre respiration est étroitement liée à notre état mental et émotionnel. Lorsque nous sommes stressés, anxieux ou en colère, notre respiration a tendance à devenir rapide, superficielle et irrégulière.

À l'inverse, lorsque nous sommes détendus et sereins, notre respiration est naturellement plus lente, plus profonde et plus régulière. Mais ce lien entre respiration et émotions fonctionne dans les deux sens. De même que nos états intérieurs influencent notre respiration, notre façon de respirer peut influencer nos états intérieurs.

C'est là tout l'intérêt de la respiration abdominale comme outil de gestion du stress. En nous entraînant à respirer profondément et calmement, en gonflant notre ventre à chaque inspiration, nous envoyons un message de détente à notre système nerveux. Nous activons le système parasympathique, cette branche de notre système nerveux autonome qui favorise le repos, la digestion et la régénération de l'organisme.

Simultanément, nous réduisons l'activité du système sympathique, responsable de la réponse au stress. Résultat : notre rythme cardiaque ralentit, notre pression artérielle diminue, nos muscles se relâchent. Nous nous sentons plus calmes, plus centrés, plus en contrôle.

La respiration abdominale devient ainsi un ancrage, un refuge vers lequel nous pouvons nous tourner chaque fois que nous sentons le stress ou les émotions négatives nous submerger. Avec une pratique régulière, cet outil peut considérablement renforcer notre résilience face au stress et notre intelligence émotionnelle.

Nous apprenons à prendre du recul, à ne pas nous laisser emporter par nos réactions automatiques, à cultiver un état intérieur de calme et de clarté même dans les situations les plus challengeantes.

Une clé pour se reconnecter à soi et au moment présent

Enfin, la respiration abdominale est une invitation à nous reconnecter à nous-mêmes et à l'instant présent. Dans le tourbillon de nos vies modernes, il est facile de se perdre dans le flot incessant de nos pensées, de nos préoccupations, de nos projections dans l'avenir ou de nos ruminations sur le passé.

Nous vivons souvent déconnectés de notre corps, de nos sensations, du moment présent. La respiration abdominale nous offre une pause, une opportunité de revenir à l'essentiel. En portant notre attention sur le mouvement de notre ventre, sur les sensations de l'air qui entre et qui sort de nos poumons, nous nous ancrons dans l'ici et maintenant.

Nous développons notre capacité à être pleinement présents, attentifs à ce qui se passe en nous et autour de nous. Cette qualité de présence a de multiples bénéfices. Elle nous permet de mieux savourer les moments agréables, d'être plus à l'écoute de nos besoins et de ceux des autres, de prendre des décisions plus éclairées.

Elle nourrit également notre créativité, notre intuition et notre sentiment de connexion avec le vivant. En cultivant une respiration consciente, nous cultivons donc aussi une relation plus riche et plus authentique à nous-mêmes et au monde qui nous entoure. Nous apprenons à habiter pleinement notre vie, à l'accueillir telle qu'elle est, instant après instant, souffle après souffle.

Comment pratiquer la respiration abdominale ?

Maintenant que nous avons vu les nombreux bienfaits de la respiration abdominale, voyons comment la mettre en pratique. La bonne nouvelle est que cette technique est à la portée de tous, quel que soit notre âge ou notre condition physique. Voici un guide simple pour vous aider à débuter :

- Trouvez un endroit calme où vous pouvez vous allonger ou vous asseoir confortablement, le dos droit mais pas rigide.

- Placez une main sur votre ventre, juste en dessous du nombril, et l'autre main sur votre poitrine.

- Fermez les yeux et portez votre attention sur votre respiration, sans chercher à la modifier pour le moment.

- Observez le mouvement de vos mains. Lors d'une respiration thoracique superficielle, c'est la main sur la poitrine qui bougera le plus. Lors d'une respiration abdominale, c'est la main sur le ventre qui se soulèvera à chaque inspiration.

- Maintenant, commencez à respirer consciemment par le nez. À chaque inspiration, imaginez que vous gonflez un ballon dans votre ventre. Laissez l'air remplir d'abord la partie basse de vos poumons, en poussant votre diaphragme vers le bas et votre ventre vers l'extérieur.

- À l'expiration, laissez l'air sortir naturellement, sans forcer, en sentant votre ventre se dégonfler et votre diaphragme remonter.

- Continuez ainsi pendant quelques minutes, en respirant lentement et profondément, en vous concentrant sur le mouvement de votre ventre.

Au début, il est normal que cette respiration vous semble peu naturelle, surtout si vous êtes habitué à une respiration thoracique superficielle. Mais avec un peu de pratique, elle deviendra de plus en plus instinctive.

L'objectif est d'en faire progressivement votre mode de respiration par défaut, que vous soyez assis à votre bureau, en train de marcher ou de pratiquer du sport. N'hésitez pas à pratiquer cet exercice plusieurs fois par jour, pendant quelques minutes à chaque fois.

Vous pouvez aussi l'utiliser dès que vous sentez le stress monter ou que vous avez besoin de vous recentrer. Avec le temps, vous constaterez que cette respiration devient un réflexe, un outil précieux pour votre bien-être au quotidien.

Conclusion

La respiration abdominale est bien plus qu'une simple technique respiratoire. C'est une véritable clé pour notre santé, notre équilibre et notre épanouissement.

En oxygénant pleinement notre corps, en régulant notre système nerveux, en nous reconnectant à nous-mêmes, elle agit simultanément sur notre physique, notre mental et notre émotionnel. Alors, prenons le temps de respirer, pleinement et consciemment. Faisons de notre respiration abdominale une alliée, une amie bienveillante qui nous accompagne à chaque instant.

Laissons-là nous guider vers plus de vitalité, de sérénité et de présence. Car chaque souffle conscient est un pas vers une vie plus riche, plus saine et plus épanouie. Une vie où nous sommes pleinement vivants, pleinement nous-mêmes.

Chapitre 7 : La cohérence cardiaque

Au cœur de notre quête d'une meilleure santé et d'un système immunitaire renforcé, il existe une technique simple et puissante qui gagne en popularité : la cohérence cardiaque. Cette pratique, qui consiste à synchroniser notre rythme respiratoire avec notre rythme cardiaque, est bien plus qu'un simple exercice de relaxation.

C'est un véritable outil de régulation physiologique et émotionnelle, dont les bienfaits sur notre immunité et notre bien-être global sont de plus en plus reconnus par la science.

Qu'est-ce que la cohérence cardiaque ?

La cohérence cardiaque est un état d'équilibre et d'harmonie entre notre cœur, notre cerveau et notre système nerveux autonome. Cet état se caractérise par un rythme cardiaque régulier et sinusoïdal, où les intervalles entre chaque battement varient de façon fluide et harmonieuse.

Pour comprendre ce qu'est la cohérence cardiaque, il faut d'abord saisir le concept de variabilité de la fréquence cardiaque (VFC). Contrairement à ce que l'on pourrait penser, notre cœur ne bat pas comme un métronome. L'intervalle entre chaque battement varie constamment, influencé par de nombreux facteurs comme notre respiration, nos émotions, notre niveau de stress ou encore notre activité physique.

Cette variabilité est en réalité un signe de bonne santé. Un cœur capable de s'adapter rapidement aux changements de notre environnement interne et externe est un cœur résilient et efficace.

À l'inverse, une faible variabilité de la fréquence cardiaque est souvent associée à un risque accru de maladies cardiovasculaires, de troubles anxieux et dépressifs, et d'un affaiblissement de notre système immunitaire.

La cohérence cardiaque est un état où cette variabilité atteint un niveau optimal. Lorsque nous sommes en cohérence, notre cœur, notre respiration et notre système nerveux autonome travaillent en synergie, dans un rythme harmonieux et équilibré.

Cet état de résonance physiologique a de multiples bénéfices pour notre santé, et notamment pour notre immunité.

Les bienfaits de la cohérence cardiaque sur notre immunité

De nombreuses études ont mis en évidence les effets positifs de la cohérence cardiaque sur notre système immunitaire. Voici quelques-uns des principaux bénéfices de cette pratique :

Une meilleure régulation du stress

Le stress chronique est l'un des principaux ennemis de notre immunité. En maintenant notre corps dans un état d'alerte permanent, il perturbe l'équilibre de nos défenses, nous rendant plus vulnérables aux infections et aux maladies.

La cohérence cardiaque est un outil puissant pour réguler notre réponse au stress. Lorsque nous pratiquons la cohérence cardiaque, nous activons le système nerveux parasympathique, cette branche de notre système nerveux autonome qui favorise le repos, la digestion et la régénération de l'organisme. Simultanément, nous réduisons l'activité du système sympathique, responsable de la réponse au stress.

Cette bascule vers le parasympathique a de multiples effets bénéfiques. Elle permet de calmer notre rythme cardiaque et notre respiration, de détendre nos muscles, de réduire notre pression artérielle et de diminuer la production d'hormones du stress comme le cortisol.

Autant de changements physiologiques qui soulagent notre système immunitaire et lui permettent de fonctionner de manière optimale.

Une réduction de l'inflammation chronique

L'inflammation est une réaction naturelle de notre système immunitaire face à une agression. Mais lorsqu'elle devient chronique, elle peut devenir délétère pour notre santé.

Une inflammation persistante est en effet impliquée dans de nombreuses pathologies, des maladies cardiovasculaires aux troubles auto-immuns en passant par certains cancers.

Des études ont montré que la pratique régulière de la cohérence cardiaque pouvait aider à réduire les marqueurs de l'inflammation dans notre organisme.

En régulant notre réponse au stress et en activant le système parasympathique, la cohérence cardiaque permet de calmer cette inflammation chronique et de restaurer un équilibre immunitaire.

Une stimulation de notre immunité innée

Notre immunité innée est notre première ligne de défense contre les agents pathogènes. Elle comprend notamment les cellules NK (Natural Killer), ces globules blancs spécialisés dans la détection et la destruction des cellules infectées ou cancéreuses.

Des recherches ont révélé que la cohérence cardiaque pouvait stimuler l'activité de nos cellules NK. En pratiquant régulièrement cet exercice, nous pouvons donc renforcer notre immunité innée et améliorer notre capacité à nous défendre contre les virus, les bactéries et les cellules anormales.

Une meilleure réponse vaccinale

La vaccination est l'une des plus grandes avancées de la médecine moderne pour prévenir les maladies infectieuses. Mais saviez-vous que notre état psychologique et émotionnel au moment de la vaccination peut influencer son efficacité ?

Des études ont montré que le stress et l'anxiété pouvaient réduire notre réponse immunitaire à certains vaccins. À l'inverse, un état de relaxation et de bien-être émotionnel semble favoriser une meilleure production d'anticorps protecteurs.

En pratiquant la cohérence cardiaque avant et après une vaccination, nous pouvons donc optimiser notre réponse immunitaire et renforcer l'efficacité du vaccin. C'est un geste simple qui peut faire toute la différence dans notre protection contre les maladies infectieuses.

Comment pratiquer la cohérence cardiaque ?

La bonne nouvelle, c'est que la cohérence cardiaque est à la portée de tous. Nul besoin d'être un expert en méditation ou un athlète confirmé pour en bénéficier. Voici un guide simple pour vous aider à débuter :

- Trouvez un endroit calme où vous pouvez vous asseoir ou vous allonger confortablement.

- Fermez les yeux et portez votre attention sur votre respiration.

- Inspirez lentement et profondément par le nez, en gonflant votre ventre, pendant 5 secondes.

- Expirez doucement par la bouche, en laissant votre ventre se dégonfler, pendant 5 secondes.

- Continuez ce rythme de respiration (5 secondes d'inspiration, 5 secondes d'expiration) pendant 5 minutes.

L'objectif est de synchroniser votre rythme cardiaque avec ce rythme respiratoire lent et régulier, à raison d'environ 6 cycles respiratoires par minute.

Avec de la pratique, vous pourrez progressivement allonger vos séances jusqu'à 10 ou 20 minutes par jour. Pour vous aider à maintenir ce rythme, vous pouvez utiliser une application de cohérence cardiaque ou vous concentrer sur une image mentale apaisante, comme les vagues de l'océan qui vont et viennent sur le rivage.

L'essentiel est de pratiquer régulièrement, si possible tous les jours. Vous pouvez faire vos séances de cohérence le matin au réveil, avant un repas, après une situation stressante ou avant d'aller dormir. Avec le temps, cet exercice deviendra de plus en plus naturel et vous pourrez en ressentir les bénéfices tout au long de la journée.

Intégrer la cohérence cardiaque dans une approche globale de santé

Si la cohérence cardiaque est un outil précieux pour renforcer notre immunité, elle n'est pas une solution miracle à elle seule. Pour prendre soin de nos défenses naturelles, il est important d'adopter une approche globale et intégrée de notre santé.

Cela passe par une alimentation saine et équilibrée, riche en fruits, légumes, protéines de qualité et bonnes graisses. Certains nutriments comme la vitamine C, la vitamine D, le zinc et les oméga-3 sont particulièrement importants pour soutenir notre système immunitaire.

L'activité physique régulière est également essentielle. En stimulant notre circulation sanguine et lymphatique, en réduisant notre niveau de stress et en régulant notre glycémie, l'exercice agit comme un véritable boost pour nos défenses immunitaires.

Le sommeil est un autre pilier de notre immunité. C'est pendant notre repos que notre corps produit de nombreuses cellules et molécules immunitaires, comme les lymphocytes T et les cytokines anti-inflammatoires. Viser 7 à 8 heures de sommeil par nuit est donc crucial pour maintenir nos défenses en bonne santé. Enfin, prendre soin de notre équilibre émotionnel et relationnel est tout aussi important.

Les émotions positives comme la joie, la gratitude et la sérénité ont un effet bénéfique sur notre immunité, tandis que les émotions négatives chroniques comme la colère, l'anxiété ou la solitude peuvent l'affaiblir.

Cultiver des relations sociales de qualité, pratiquer la pleine conscience et exprimer nos émotions de manière saine sont autant de moyens de renforcer notre résilience psychologique et notre bien-être immunitaire.

Conclusion

La cohérence cardiaque est une pratique simple mais puissante pour prendre soin de notre immunité. En synchronisant notre cœur et notre respiration, nous offrons à notre corps un espace de régulation, d'équilibre et de régénération.

Alors, prenons quelques minutes chaque jour pour nous accorder ce temps de cohérence. Fermons les yeux, posons notre main sur notre cœur et laissons notre souffle nous guider vers plus de sérénité et de vitalité.

C'est un rendez-vous avec nous-mêmes, un acte d'amour et de bienveillance envers ce précieux système qui nous maintient en vie et en santé. Et n'oublions pas que la cohérence cardiaque n'est qu'un aspect d'une approche globale de notre bien-être.

En prenant soin de notre alimentation, en bougeant régulièrement, en dormant suffisamment et en cultivant des émotions positives, nous créons les conditions optimales pour que notre immunité puisse pleinement jouer son rôle de bouclier protecteur.

Alors, inspirons... et expirons. Et faisons de chaque souffle une invitation à plus de cohérence, d'harmonie et de santé. Notre cœur et notre corps nous en seront reconnaissants.

Chapitre 8 : Le pranayama : les techniques de respiration

Le yoga, cette discipline millénaire originaire de l'Inde, est bien plus qu'une simple pratique physique. C'est une véritable philosophie de vie, qui vise à harmoniser le corps, l'esprit et le souffle.

Au cœur de cet art ancestral se trouve le pranayama, un ensemble de techniques de respiration qui ont pour but de maîtriser le prana, l'énergie vitale qui nous anime. Le pranayama est considéré comme l'un des piliers du yoga, au même titre que les postures (asanas) et la méditation (dhyana).

Selon les textes anciens, comme les Yoga Sutras de Patanjali, la maîtrise du souffle est essentielle pour apaiser le mental, purifier le corps et accéder à des états de conscience supérieurs. Mais le pranayama n'est pas réservé aux seuls yogis confirmés. C'est une pratique accessible à tous, qui offre de nombreux bienfaits pour notre santé et notre bien-être.

En agissant directement sur notre système nerveux, notre circulation sanguine et notre équilibre hormonal, les techniques de respiration du yoga peuvent notamment renforcer notre immunité, réduire notre niveau de stress et améliorer notre vitalité.

Les fondements du pranayama

Pour comprendre le fonctionnement du pranayama, il est important de saisir la notion de prana. Dans la tradition yogique, le prana est l'énergie vitale universelle qui imprègne tout ce qui existe. C'est la force qui nous maintient en vie, qui anime notre corps et notre esprit.

Le prana circule dans notre organisme à travers un réseau de canaux subtils appelés nadis, dont les principaux sont ida, pingala et sushumna. Selon cette vision, notre respiration est étroitement liée au flux du prana dans notre corps. Chaque inspiration nous permet d'absorber le prana de l'air ambiant, tandis que chaque expiration libère les toxines et les blocages énergétiques.

Lorsque notre respiration est superficielle, saccadée ou irrégulière, la circulation du prana est perturbée, ce qui peut entraîner des déséquilibres physiques, émotionnels et mentaux. Le but du pranayama est donc de prendre le contrôle de notre respiration pour réguler et optimiser le flux du prana dans notre organisme.

En respirant de manière consciente, profonde et rythmée, nous pouvons purifier nos nadis, équilibrer nos énergies et restaurer notre vitalité. Il existe de nombreuses techniques de pranayama, chacune ayant des effets spécifiques sur le corps et le mental. Certaines visent à calmer et à intérioriser, d'autres à énergiser et à stimuler.

Mais toutes ont en commun de nous reconnecter à notre souffle, de nous ancrer dans le moment présent et de nous ouvrir à une dimension plus subtile de notre être.

Les principales techniques de pranayama

Voici un aperçu des techniques de pranayama les plus courantes et de leurs bienfaits :

Ujjayi pranayama (respiration victorieuse)

L'ujjayi est souvent appelée la respiration océanique, car elle produit un son doux et régulier, comme celui des vagues qui se brisent sur le rivage. Pour la pratiquer, on inspire et on expire par le nez, en contractant légèrement la gorge pour créer une résistance au passage de l'air.

Cette technique a un effet calmant et apaisant sur le système nerveux. Elle ralentit le rythme cardiaque, diminue la pression artérielle et induit une relaxation profonde.

L'ujjayi est souvent utilisée pendant la pratique des asanas, car elle permet de synchroniser le mouvement avec le souffle et de maintenir une concentration intérieure.

Nadi shodhana (respiration alternée)

Aussi appelée respiration alternée, nadi shodhana consiste à inspirer par une narine, puis à expirer par l'autre, en alternant à chaque cycle. Pour cela, on utilise le pouce et l'annulaire de la main droite pour ouvrir et fermer chaque narine.

Cette pratique est réputée pour équilibrer les énergies du corps et du mental. Elle harmonise l'activité des deux hémisphères cérébraux, favorise la clarté d'esprit et la créativité. Sur le plan physique, elle purifie les nadis, renforce le système immunitaire et régule le système nerveux autonome.

Kapalabhati (respiration du feu)

Kapalabhati est une technique de respiration dynamisante, qui consiste en une série d'expirations puissantes et rapides, suivies d'inspirations passives. Le mouvement est initié par la contraction des muscles abdominaux, qui expulsent l'air des poumons.

Cette pratique est souvent appelée la respiration du feu, car elle génère de la chaleur interne et élimine les toxines. Elle stimule le métabolisme, renforce les muscles abdominaux et améliore la digestion. Sur le plan mental, elle accroît la vigilance, la concentration et la vitalité.

Bhramari pranayama (respiration de l'abeille)

Bhramari est une technique apaisante qui consiste à émettre un bourdonnement grave lors de l'expiration, comme celui d'une abeille. Pour cela, on inspire profondément, puis on expire lentement par le nez en produisant un son continu.

Cette pratique est très efficace pour calmer le mental et réduire le stress. Le bourdonnement crée une vibration subtile dans la tête, qui apaise le système nerveux et induit un état méditatif. Bhramari est souvent recommandée pour soulager les tensions, l'anxiété et les troubles du sommeil.

Sitali pranayama (respiration rafraîchissante)

Sitali est une technique rafraîchissante, particulièrement appréciée pendant les journées chaudes. Elle consiste à inspirer par la bouche en roulant la langue en un tube, puis à expirer lentement par le nez.

Cette pratique a un effet refroidissant sur l'ensemble du corps. Elle apaise la soif, réduit la fièvre et calme les inflammations. Sur le plan mental, elle diminue l'agitation, la colère et les émotions négatives. Sitali est souvent utilisée pour réguler la température corporelle pendant la pratique du yoga.

Intégrer le pranayama dans sa pratique quotidienne

Pour bénéficier pleinement des effets du pranayama, il est important de le pratiquer régulièrement, de préférence à un moment dédié. Idéalement, le pranayama se fait le matin à jeun, ou le soir avant le dîner, dans un endroit calme et aéré.

Il est recommandé de commencer par des techniques simples et accessibles, comme ujjayi ou nadi shodhana, et de les pratiquer pendant 5 à 10 minutes par jour. Avec le temps et l'expérience, on peut progressivement allonger la durée des séances et explorer des techniques plus avancées.

Pendant la pratique, il est essentiel de respecter son propre rythme et ses limites. Le pranayama ne doit jamais être forcé ou inconfortable. Si on ressent des vertiges, des palpitations ou une gêne quelconque, il faut immédiatement revenir à une respiration normale et consulter un enseignant qualifié.

Car le pranayama, comme toute pratique yogique, nécessite un apprentissage progressif et un accompagnement bienveillant. C'est en respectant les principes de base, comme la détente, l'écoute intérieure et le non-jugement, que l'on peut en retirer les plus grands bénéfices.

Au fil de la pratique, le pranayama devient un véritable art de vivre, qui nous reconnecte à notre souffle, à notre corps et à notre essence profonde. En maîtrisant notre respiration, nous apprenons à mieux nous connaître, à gérer nos émotions et à cultiver un état intérieur de calme et de clarté.

Le pranayama au service de notre immunité

Parmi les nombreux bienfaits du pranayama, le renforcement de notre système immunitaire est l'un des plus précieux. En effet, les techniques de respiration du yoga agissent à plusieurs niveaux pour stimuler nos défenses naturelles et nous protéger des agressions extérieures.

Tout d'abord, le pranayama favorise une oxygénation optimale de notre organisme. En respirant profondément et consciemment, nous permettons à nos cellules de recevoir tout l'oxygène dont elles ont besoin pour fonctionner efficacement.

Or, nos cellules immunitaires, comme les globules blancs, ont un besoin crucial en oxygène pour assurer leur rôle de surveillance et de défense. De plus, le pranayama régule notre système nerveux autonome, qui joue un rôle clé dans la modulation de notre réponse immunitaire.

En activant le système parasympathique, les techniques de respiration lentes et profondes, comme ujjayi ou nadi shodhana, nous permettent de réduire notre niveau de stress et d'inflammation chronique, deux facteurs qui affaiblissent nos défenses naturelles.

À l'inverse, les techniques de respiration dynamisantes, comme kapalabhati, stimulent le système sympathique et augmentent notre niveau d'énergie. Cette activation ponctuelle renforce notre immunité innée, en favorisant la circulation sanguine et lymphatique, et en éliminant les toxines accumulées.

Enfin, le pranayama agit sur notre microbiote respiratoire, cette communauté de micro-organismes bénéfiques qui tapisse nos voies aériennes. En maintenant une respiration nasale et en filtrant l'air inspiré, nous préservons l'équilibre de cette flore protectrice, qui constitue une première ligne de défense contre les agents pathogènes.

Ainsi, en intégrant le pranayama dans notre hygiène de vie, nous offrons à notre système immunitaire un soutien précieux et durable. Nous cultivons une respiration saine, profonde et consciente, qui renforce notre résilience face aux maladies et optimise notre bien-être global.

Conclusion

Le pranayama est bien plus qu'une simple technique respiratoire. C'est une véritable science de la respiration, qui nous invite à explorer la dimension subtile de notre être et à cultiver notre vitalité. En maîtrisant notre souffle, nous apprenons à mieux nous connaître, à gérer nos émotions et à éveiller notre potentiel intérieur.

Mais le pranayama est aussi un formidable outil de santé, qui agit en profondeur sur notre physiologie et notre immunité. En oxygénant nos cellules, en régulant notre système nerveux et en préservant notre microbiote, il renforce nos défenses naturelles et nous protège des déséquilibres.

Alors, prenons le temps de respirer, pleinement et consciemment. Offrons-nous chaque jour quelques minutes de pranayama, pour nous ressourcer, nous régénérer et cultiver notre bien-être. Car notre souffle est notre allié le plus précieux, notre lien vivant avec l'énergie universelle qui nous anime.

En maîtrisant notre respiration, nous devenons maîtres de notre vie, de notre santé et de notre destinée. Nous nous ouvrons à une nouvelle dimension de nous-mêmes, plus vaste, plus lumineuse et plus libre. Alors, inspirons...

Chapitre 9 : La respiration carrée : un outil simple

Dans notre quête d'une respiration optimale pour renforcer notre immunité, il existe une technique à la fois simple et puissante : la respiration carrée. Aussi appelée respiration en carré ou respiration en box, cette pratique consiste à égaliser les quatre phases de la respiration - inspiration, rétention poumons pleins, expiration, rétention poumons vides - en leur accordant la même durée.

Cette symétrie crée un rythme stable et régulier, qui apaise le système nerveux et favorise un état de cohérence psychophysiologique.

Les origines de la respiration carrée

La respiration carrée trouve ses racines dans les pratiques méditatives et les arts martiaux d'Asie, notamment en Chine et au Japon. Dans la médecine traditionnelle chinoise, on considère que l'équilibre entre l'inspiration et l'expiration, entre la réception et le don, est essentiel pour maintenir la circulation harmonieuse de l'énergie vitale, le Qi.

Les samouraïs japonais, quant à eux, utilisaient cette technique pour se centrer avant le combat, pour calmer leur esprit et renforcer leur présence. Mais c'est surtout dans le yoga que la respiration carrée a été développée et codifiée. On la retrouve notamment dans le pranayama, l'art yogique de la maîtrise du souffle. Le Sama Vritti pranayama, qui signifie "respiration à parts égales", est l'une des techniques les plus anciennes et les plus pratiquées.

Elle consiste à égaliser les quatre phases de la respiration, généralement sur un rythme de 4 temps pour chaque phase. Aujourd'hui, la respiration carrée suscite un intérêt croissant dans le monde occidental, tant pour ses bienfaits sur la santé que pour ses applications dans la gestion du stress et la performance.

Des études scientifiques de plus en plus nombreuses viennent confirmer son efficacité pour réguler le système nerveux autonome, réduire l'anxiété et améliorer la fonction immunitaire.

Le fonctionnement de la respiration carrée

Le principe de la respiration carrée est simple : il s'agit de diviser le cycle respiratoire en quatre phases égales, formant ainsi un carré parfait. Chaque phase dure le même nombre de temps, que l'on peut choisir en fonction de sa capacité pulmonaire et de son confort.

Les débutants commencent généralement par un rythme de 4 temps pour chaque phase, puis allongent progressivement la durée jusqu'à 6 ou 8 temps. Voici comment se déroule un cycle de respiration carrée :

- Inspiration : on inspire lentement et profondément par le nez, en gonflant le ventre puis la poitrine, pendant 4 temps.

- Rétention poumons pleins : on retient sa respiration, sans créer de tension, pendant 4 temps.

- Expiration : on expire lentement et complètement par le nez ou la bouche, en vidant d'abord la poitrine puis le ventre, pendant 4 temps.

- Rétention poumons vides : on reste en apnée, sans forcer, pendant 4 temps.

Puis on recommence le cycle, en enchaînant les quatre phases sans pause. L'essentiel est de maintenir un rythme régulier, fluide et confortable. Il ne s'agit pas de se forcer ou de se mettre en difficulté, mais de trouver une cadence naturelle qui apaise et régénère.

Au fil de la pratique, on peut affiner sa respiration carrée en portant son attention sur différents aspects :

- La qualité de l'air inspiré et expiré : on imagine inspirer un air pur, lumineux, rempli d'énergie vitale, et expirer tout ce qui est toxique, lourd, stagnant.

- Les sensations dans le corps : on observe le mouvement du ventre et de la cage thoracique, le contact de l'air dans les narines, le relâchement des tensions à l'expiration.

- La visualisation du carré : on peut imaginer un carré lumineux qui se dessine au rythme de sa respiration, chaque phase correspondant à un côté.

Cette attention consciente transforme la respiration carrée en une véritable méditation en mouvement, qui harmonise le corps et l'esprit.

Les bienfaits de la respiration carrée

Les effets bénéfiques de la respiration carrée sont multiples et touchent à la fois notre santé physique, notre équilibre émotionnel et nos capacités cognitives. Voici un aperçu des principaux bienfaits de cette pratique.

Une réponse relaxante pour le système nerveux

L'un des effets les plus immédiats de la respiration carrée est la stimulation du système nerveux parasympathique, responsable de la réponse "repos et digestion".

En ralentissant et en régularisant notre souffle, nous envoyons un message de sécurité à notre cerveau, qui bascule alors dans un mode de fonctionnement plus calme et régénérateur. Cette activation du parasympathique a de nombreuses conséquences positives :

- Diminution du rythme cardiaque et de la pression artérielle

- Relâchement des tensions musculaires

- Amélioration de la digestion et de l'assimilation des nutriments

- Régulation de la production d'hormones du stress comme le cortisol

- Renforcement de l'immunité par la stimulation du nerf vague

En pratiquant régulièrement la respiration carrée, nous développons notre capacité à induire cet état de relaxation profonde, qui contrebalance les effets délétères du stress chronique.

Une meilleure oxygénation pour le corps et le cerveau

En inspirant et en expirant de manière profonde et complète, la respiration carrée permet une oxygénation optimale de l'organisme. L'air inspiré circule jusqu'aux alvéoles les plus profondes des poumons, maximisant ainsi les échanges gazeux. Le sang se charge alors en oxygène, qu'il distribue à l'ensemble des cellules du corps. Cette oxygénation accrue a des bénéfices considérables pour notre santé :

- Amélioration de la fonction cardiovasculaire et de la circulation sanguine

- Renforcement du système immunitaire par l'apport d'oxygène aux globules blancs

- Augmentation de la production d'énergie cellulaire (ATP)

- Meilleure élimination des toxines et des déchets métaboliques

- Prévention du vieillissement prématuré des tissus

Le cerveau, qui consomme à lui seul 20% de l'oxygène de l'organisme, est particulièrement impacté par la qualité de notre respiration. Une bonne oxygénation cérébrale favorise la concentration, la mémoire, la créativité et la stabilité émotionnelle.

À l'inverse, un manque d'oxygène peut entraîner fatigue, troubles de l'humeur, difficultés cognitives. En pratiquant la respiration carrée, nous offrons à notre cerveau le carburant dont il a besoin pour fonctionner de manière optimale.

Un outil de gestion des émotions et du stress

Au-delà de ses effets physiologiques, la respiration carrée est un puissant outil de régulation émotionnelle. En nous reconnectant à notre souffle, nous créons un espace de présence et de calme intérieur, qui nous permet de prendre du recul face aux situations stressantes. La respiration carrée agit à plusieurs niveaux sur notre équilibre émotionnel :

- Elle réduit l'anxiété et les ruminations mentales en nous ancrant dans l'instant présent

- Elle favorise un sentiment de sécurité et de contrôle, en nous montrant que nous pouvons agir sur notre état intérieur

- Elle développe notre conscience corporelle et émotionnelle, en nous apprenant à reconnaître et à accueillir nos ressentis

- Elle cultive des émotions positives comme la sérénité, la gratitude, la bienveillance envers soi-même et les autres

En intégrant la respiration carrée dans notre quotidien, nous développons notre intelligence émotionnelle et notre résilience face aux aléas de la vie. Nous devenons plus conscients de nos schémas réactionnels et plus capables de choisir une réponse adaptée, plutôt que de subir nos émotions.

Cette meilleure gestion du stress entraîne des répercussions positives sur tous les aspects de notre vie, de nos relations à notre efficacité au travail en passant par notre santé globale.

Un soutien pour la fonction immunitaire

Comme nous l'avons vu dans les chapitres précédents, notre système immunitaire est étroitement lié à notre respiration. Une respiration inadaptée, superficielle ou irrégulière, peut affaiblir nos défenses naturelles en créant un terrain propice au stress oxydatif et à l'inflammation chronique.

À l'inverse, une respiration consciente et profonde soutient notre immunité à plusieurs niveaux. La respiration carrée, en particulier, a des effets bénéfiques sur notre fonction immunitaire :

- Elle stimule la circulation lymphatique, aidant ainsi à éliminer les toxines et les cellules mortes

- Elle oxygène les globules blancs, leur donnant l'énergie nécessaire pour combattre les agents pathogènes

- Elle active le nerf vague, qui régule l'inflammation et module la réponse immunitaire

- Elle réduit le niveau de cortisol, l'hormone du stress qui peut déprimer notre immunité lorsqu'elle est produite en excès

- Elle favorise un état de relaxation profonde, propice à la régénération et à la réparation cellulaire

Des études ont montré que la pratique régulière de la respiration carrée pouvait augmenter le taux de lymphocytes T, ces cellules clés de notre immunité qui détectent et détruisent les cellules infectées ou cancéreuses.

Elle améliore également notre réponse à la vaccination, en stimulant la production d'anticorps protecteurs. Ainsi, en intégrant la respiration carrée dans notre hygiène de vie, nous renforçons notre bouclier immunitaire et notre résistance face aux maladies.

Comment pratiquer la respiration carrée ?

Maintenant que nous avons vu les multiples bienfaits de la respiration carrée, voyons comment l'intégrer dans notre quotidien. L'avantage de cette technique est qu'elle est simple, accessible à tous et peut se pratiquer n'importe où, n'importe quand. Voici quelques conseils pour bien démarrer.

Créer les conditions favorables

Pour profiter pleinement des effets de la respiration carrée, il est préférable de créer un environnement propice à la détente et à la concentration. Cela peut être un endroit calme, aéré, avec une lumière douce. Si possible, coupez les sources de distraction comme le téléphone ou la télévision.

Choisissez une position confortable, assise ou allongée, qui vous permette de garder la colonne vertébrale droite et détendue. Vous pouvez vous asseoir en tailleur sur un coussin, sur une chaise avec les pieds au sol, ou vous allonger sur le dos avec un coussin sous la tête et les genoux. L'essentiel est de trouver une posture stable et relaxante, qui facilite le mouvement naturel de votre respiration.

Commencer en douceur

Si vous n'avez jamais pratiqué la respiration carrée, il est recommandé de commencer en douceur, avec des cycles courts et confortables. Vous pouvez démarrer avec un rythme de 4 temps pour chaque phase (4-4-4-4), puis augmenter progressivement la durée des cycles jusqu'à trouver votre rythme optimal. Voici un exemple de pratique pour débuter :

- Installez-vous confortablement et fermez les yeux. Prenez quelques respirations naturelles pour vous centrer.

- Inspirez lentement par le nez pendant 4 temps, en gonflant le ventre puis la poitrine.

- Retenez votre souffle pendant 4 temps, sans créer de tension.

- Expirez lentement par le nez pendant 4 temps, en vidant la poitrine puis le ventre.

- Restez en apnée pendant 4 temps, sans forcer.

- Recommencez le cycle pour un total de 5 à 10 minutes.

Au fil de la pratique, vous pouvez allonger les cycles jusqu'à 6 ou 8 temps pour chaque phase, en fonction de votre capacité pulmonaire et de votre confort. L'important est de maintenir un rythme régulier et fluide, sans jamais vous mettre en difficulté.

Si vous ressentez un inconfort ou un manque d'air pendant la pratique, revenez à un rythme plus court ou à une respiration naturelle. Avec le temps et la pratique, vous pourrez progressivement allonger vos cycles et approfondir votre respiration carrée.

Intégrer la respiration carrée dans votre routine quotidienne

Pour bénéficier pleinement des effets de la respiration carrée, il est important de la pratiquer régulièrement, idéalement chaque jour. Vous pouvez commencer par de courtes séances de 5 minutes, une ou deux fois par jour, puis augmenter progressivement la durée et la fréquence selon votre ressenti et vos disponibilités.

Le matin au réveil et le soir avant de vous coucher sont souvent des moments propices pour pratiquer la respiration carrée. Ces séances vous permettront de commencer la journée avec calme et clarté, et de favoriser un sommeil de qualité en apaisant votre système nerveux.

Vous pouvez aussi utiliser la respiration carrée dès que vous ressentez le besoin de vous recentrer, de gérer une émotion difficile ou de faire face à une situation stressante. Avant un rendez-vous important, après une discussion houleuse, lors d'un embouteillage... Quelques cycles de respiration carrée peuvent vous aider à retrouver rapidement votre équilibre intérieur.

À terme, l'objectif est d'intégrer la respiration carrée dans votre hygiène de vie, au même titre qu'une alimentation saine ou une activité physique régulière. En en faisant une habitude, vous transformez progressivement votre façon de respirer et vous vous offrez un outil précieux pour votre bien-être au quotidien.

Combiner la respiration carrée avec d'autres pratiques de bien-être

La respiration carrée est un outil puissant en soi, mais ses bénéfices peuvent être décuplés lorsqu'elle est combinée avec d'autres pratiques de bien-être. Voici quelques suggestions pour enrichir votre expérience :

- Méditation : la respiration carrée est une excellente base pour la méditation. En focalisant votre attention sur votre souffle et les sensations qu'il crée dans votre corps, vous développez votre capacité à être présent et à observer vos pensées sans vous laisser emporter par elles.

- Yoga : de nombreuses pratiques de yoga intègrent la respiration carrée, notamment dans les enchaînements dynamiques ou les postures de détente. Synchroniser votre souffle avec vos mouvements vous permet d'approfondir votre conscience corporelle et d'accroître les bienfaits de votre pratique.

- Cohérence cardiaque : la respiration carrée et la cohérence cardiaque partagent de nombreux points communs, notamment le fait de respirer à un rythme lent et régulier. Vous pouvez alterner ces deux techniques ou les combiner, en synchronisant les battements de votre cœur avec les phases de votre respiration carrée.

- Visualisation positive : pendant votre respiration carrée, vous pouvez associer à chaque phase une image mentale ou une intention positive. Par exemple, imaginez qu'à chaque inspiration vous vous remplissez de calme et de vitalité, et qu'à chaque expiration vous relâchez tensions et pensées négatives.

En explorant ces différentes combinaisons, vous découvrirez celles qui résonnent le plus avec vous et qui potentialisent les effets de votre pratique. L'essentiel est d'aborder ces expériences avec curiosité, bienveillance et régularité.

Conclusion

La respiration carrée est un outil d'une étonnante simplicité et d'une grande puissance. En égalisant les quatre phases de notre souffle, nous offrons à notre corps et à notre esprit un rythme stable et équilibré, propice à la détente, à la clarté et à la vitalité.

Que nous l'utilisions pour gérer notre stress, renforcer notre immunité, améliorer notre concentration ou cultiver notre présence, la respiration carrée est une alliée précieuse sur le chemin du bien-être.

Elle nous rappelle que nous avons en nous les ressources pour transformer notre état intérieur et faire face sereinement aux défis du quotidien. Alors, prenons le temps, chaque jour, de nous offrir quelques minutes de respiration consciente. Inspirons profondément, retenons un instant ce souffle porteur de vie, puis expirons lentement, en relâchant tout ce qui nous encombre.

Goûtons la paix et la clarté qui émergent dans les silences entre chaque respiration. Car c'est dans cet espace de calme et de présence que nous nous reconnectons à notre essence profonde, à cette part de nous qui sait respirer en harmonie avec la vie.

Laissons la respiration carrée nous guider vers cet équilibre intérieur, souffle après souffle, instant après instant.

Chapitre 10 : Les respirations dynamisantes

Alors que nous cherchons à améliorer notre respiration pour fortifier notre système immunitaire et notre bien-être global, il est essentiel d'explorer toute la palette des techniques respiratoires à notre disposition.

Si les respirations lentes et profondes comme la cohérence cardiaque ou la respiration abdominale sont des piliers fondamentaux, il existe aussi des pratiques plus dynamiques et énergisantes qui méritent toute notre attention. Ces respirations dynamisantes sont de véritables boosts pour notre vitalité, notre mental et notre système immunitaire.

Le pouvoir des respirations dynamisantes

Les respirations dynamisantes sont des techniques respiratoires qui mettent l'accent sur l'expiration active et puissante. Contrairement aux respirations apaisantes qui visent à ralentir et à approfondir le souffle, les respirations dynamisantes cherchent à le rendre plus rapide, plus intense et plus conscient. L'idée est de créer un état d'activation contrôlée, de stimuler la circulation sanguine et lymphatique, et de libérer les tensions accumulées.

Ces pratiques trouvent leurs racines dans les traditions orientales comme le yoga ou les arts martiaux. Dans le yoga, on les retrouve notamment dans le pranayama, l'art de la maîtrise du souffle. Des techniques comme le Kapalabhati (respiration du feu) ou le Bhastrika (respiration du soufflet) sont utilisées depuis des millénaires pour purifier le corps et l'esprit, renforcer le système nerveux et éveiller l'énergie vitale.

Aujourd'hui, la science occidentale commence à s'intéresser de près à ces pratiques ancestrales et à en confirmer les multiples bienfaits. Des études ont montré que les respirations dynamisantes pouvaient avoir des effets positifs sur notre santé cardiovasculaire, notre fonction pulmonaire, notre équilibre émotionnel et notre immunité.

Les bienfaits des respirations dynamisantes sur notre immunité

Parmi les nombreux avantages des respirations dynamisantes, le renforcement de notre système immunitaire est l'un des plus remarquables. En effet, ces techniques respiratoires agissent à plusieurs niveaux pour stimuler nos défenses naturelles et nous aider à faire face aux agressions extérieures.

Une meilleure oxygénation pour des cellules immunitaires plus performantes

L'un des effets les plus immédiats des respirations dynamisantes est l'amélioration de l'oxygénation de notre organisme. En alternant des inspirations profondes et des expirations puissantes, nous permettons à nos poumons de se remplir et de se vider plus efficacement, maximisant ainsi les échanges gazeux.

Cet afflux d'oxygène est un véritable carburant pour nos cellules immunitaires. Nos globules blancs, en particulier, ont un besoin crucial en oxygène pour remplir leurs fonctions de surveillance, d'élimination des pathogènes et de réparation des tissus. Les respirations dynamisantes leur fournissent l'énergie nécessaire pour se multiplier, se déplacer et produire les molécules de défense comme les anticorps ou les cytokines.

Une bonne oxygénation est aussi essentielle pour le bon fonctionnement de nos organes lymphoïdes comme la rate, les ganglions ou les amygdales, qui sont de véritables centres de formation et d'activation de nos cellules immunitaires.

Une stimulation de la circulation lymphatique

Un autre bienfait majeur des respirations dynamisantes est la stimulation de notre circulation lymphatique. Le système lymphatique est un réseau de vaisseaux et de ganglions qui joue un rôle crucial dans notre immunité. Il draine les liquides interstitiels, filtre les débris cellulaires et les pathogènes, et transporte les globules blancs à travers l'organisme. Contrairement à la circulation sanguine qui est assurée par les contractions cardiaques, la circulation lymphatique dépend en grande partie de nos mouvements et de notre respiration.

Les respirations dynamisantes, par leur action mécanique sur le ventre et la cage thoracique, créent un véritable effet de pompage qui booste le flux lymphatique. Chaque expiration puissante comprime les vaisseaux lymphatiques, propulsant la lymphe vers les ganglions où elle sera filtrée et enrichie en cellules immunitaires.

Cette stimulation de la circulation lymphatique aide à prévenir la stagnation et l'accumulation des toxines dans nos tissus. Elle renforce notre capacité à éliminer les déchets métaboliques, les cellules mortes et les agents pathogènes, soulageant ainsi notre système immunitaire. Elle favorise également la circulation et la maturation de nos globules blancs, leur permettant d'être plus réactifs et plus efficaces face aux menaces.

Une réduction du stress et de l'inflammation

Bien que les respirations dynamisantes puissent sembler à première vue plus activantes que relaxantes, elles ont aussi un effet régulateur sur notre niveau de stress et d'inflammation. En effet, la pratique régulière de ces techniques respiratoires aide à rééquilibrer notre système nerveux autonome et à renforcer notre résilience face aux facteurs de stress. Le stress chronique est l'un des principaux ennemis de notre immunité.

En maintenant notre corps dans un état d'alerte permanent, il perturbe l'équilibre de nos défenses, nous rendant plus vulnérables aux infections et aux maladies. Les respirations dynamisantes, en créant un état d'activation contrôlée, nous apprennent à mieux gérer nos réactions de stress.

Elles nous aident à libérer les tensions accumulées, à clarifier notre mental et à cultiver un sentiment de maîtrise et de vitalité. De plus, les expirations puissantes des respirations dynamisantes ont un effet stimulant sur notre nerf vague, qui joue un rôle clé dans la régulation de l'inflammation.

En activant cette voie anti-inflammatoire naturelle, ces pratiques respiratoires aident à prévenir l'emballement du système immunitaire et les dommages tissulaires liés à l'inflammation chronique. Elles renforcent notre capacité à maintenir un équilibre sain entre réaction immunitaire et tolérance.

Les principales techniques de respiration dynamisante

Il existe de nombreuses techniques de respiration dynamisante, chacune avec ses spécificités et ses bienfaits. Voici un aperçu des pratiques les plus courantes et les plus accessibles.

La respiration du feu (Kapalabhati)

La respiration du feu, ou Kapalabhati en sanskrit, est l'une des techniques les plus connues et les plus puissantes du pranayama. Elle consiste en une série d'expirations puissantes et rapides, suivies d'inspirations passives. Le mouvement est initié par la contraction des muscles abdominaux, qui expulsent l'air des poumons à chaque expiration.

Cette pratique est souvent comparée à un nettoyage en profondeur du système respiratoire. Les expirations puissantes aident à éliminer les sécrétions bronchiques, à renforcer le diaphragme et les muscles abdominaux, et à améliorer la capacité pulmonaire. La respiration du feu est aussi réputée pour ses effets stimulants sur le système nerveux, la digestion et le métabolisme.

Pour pratiquer le Kapalabhati, asseyez-vous confortablement avec le dos droit. Prenez une grande inspiration par le nez, puis commencez à expirer rapidement et puissamment par le nez, en contractant les muscles abdominaux. Laissez l'inspiration se faire naturellement, sans effort. Continuez ce cycle d'expirations actives et d'inspirations passives pendant 30 secondes à 1 minute, en maintenant un rythme régulier. Terminez par quelques respirations profondes et observez les sensations dans votre corps.

La respiration du soufflet (Bhastrika)

La respiration du soufflet, ou Bhastrika en sanskrit, est une autre technique puissante du pranayama qui met l'accent sur l'inspiration et l'expiration actives. Contrairement au Kapalabhati où seule l'expiration est forcée, dans le Bhastrika, l'inspiration et l'expiration sont toutes deux puissantes et rapides, créant un mouvement de soufflet.

Cette pratique est souvent utilisée pour éveiller l'énergie vitale, clarifier le mental et renforcer le système respiratoire. Elle est réputée pour ses effets stimulants sur la circulation sanguine, le système nerveux et les fonctions cognitives. La respiration du soufflet est aussi un excellent outil pour libérer les tensions accumulées dans le diaphragme et la cage thoracique.

Pour pratiquer le Bhastrika, asseyez-vous confortablement avec le dos droit. Prenez une grande inspiration par le nez, en gonflant le ventre et la poitrine. Puis expirez rapidement et puissamment par le nez, en contractant les muscles abdominaux. Enchaînez immédiatement avec une inspiration rapide et profonde, en expandant le ventre et la poitrine. Continuez ce cycle d'inspirations et d'expirations actives pendant 30 secondes à 1 minute, en maintenant un rythme régulier. Terminez par quelques respirations profondes et observez les sensations dans votre corps.

La respiration alternée (Nadi Shodhana)

La respiration alternée, ou Nadi Shodhana en sanskrit, est une technique de pranayama qui consiste à inspirer et expirer alternativement par chaque narine. Bien que plus douce que les respirations du feu et du soufflet, elle a aussi des effets dynamisants et équilibrants sur notre système énergétique.

Selon la tradition yogique, notre énergie vitale circule à travers des canaux subtils appelés nadis, dont les principaux sont Ida (canal lunaire, lié à la narine gauche) et Pingala (canal solaire, lié à la narine droite). La respiration alternée vise à équilibrer et purifier ces canaux, favorisant ainsi une meilleure circulation de l'énergie dans tout le corps.

Cette pratique est réputée pour ses effets harmonisant sur le système nerveux, régulant l'alternance entre les modes sympathique (activation) et parasympathique (relaxation). Elle est aussi connue pour améliorer la clarté mentale, réduire le stress et renforcer le système respiratoire et immunitaire.

Pour pratiquer la respiration alternée, asseyez-vous confortablement avec le dos droit. Fermez la narine droite avec le pouce droit et inspirez lentement et profondément par la narine gauche.

Puis fermez la narine gauche avec l'annulaire et le majeur droit, relâchez le pouce droit et expirez lentement et complètement par la narine droite. Inspirez ensuite par la narine droite, puis fermez-la avec le pouce droit, relâchez les autres doigts et expirez par la narine gauche.

Continuez ce cycle pendant 5 à 10 minutes, en maintenant un rythme régulier et confortable.

Intégrer les respirations dynamisantes dans votre routine

Pour bénéficier pleinement des effets des respirations dynamisantes sur votre immunité et votre bien-être global, il est important de les pratiquer régulièrement, idéalement chaque jour.

Vous pouvez commencer par de courtes séances de 5 à 10 minutes, et augmenter progressivement la durée et l'intensité selon votre confort et vos besoins. Le matin est souvent un moment propice pour pratiquer les respirations dynamisantes, profitant de leur effet stimulant pour bien démarrer la journée.

Elles peuvent aussi être utilisées en milieu de journée pour retrouver de l'énergie et de la clarté mentale, ou avant une activité physique ou créative pour se mettre dans un état optimal. Il est important de respecter ses limites et d'écouter les signaux de son corps.

Si vous ressentez un essoufflement excessif, des vertiges ou une gêne quelconque, revenez à un rythme plus doux ou faites une pause. L'objectif est de stimuler votre énergie, pas de vous épuiser. Vous pouvez aussi adapter les respirations dynamisantes à votre condition physique et à vos besoins du moment.

Par exemple, si vous vous sentez fatigué, optez pour une pratique plus douce comme la respiration alternée. Si au contraire vous avez besoin d'un coup de boost, quelques cycles de respiration du feu ou du soufflet peuvent faire des merveilles. L'essentiel est d'aborder ces techniques avec curiosité, bienveillance et régularité.

En les intégrant progressivement dans votre routine, vous apprendrez à mieux connaître votre souffle et ses effets sur votre corps et votre esprit. Vous découvrirez le plaisir et la vitalité que peut apporter une respiration consciente et maîtrisée.

Combiner les respirations dynamisantes avec d'autres pratiques

Pour potentialiser les effets des respirations dynamisantes sur votre immunité et votre bien-être global, vous pouvez les combiner avec d'autres pratiques complémentaires. Voici quelques suggestions :

- Le yoga : de nombreuses séances de yoga intègrent des techniques de pranayama dynamisantes comme le Kapalabhati ou le Bhastrika. Pratiquer ces respirations dans le cadre d'une séance complète, incluant échauffement, postures et relaxation, permet de préparer le corps et d'optimiser la circulation de l'énergie.

- La méditation : après une série de respirations dynamisantes, enchaînez avec un temps de méditation assise. Vous serez dans un état de présence et de clarté mentale idéal pour observer vos pensées et vos sensations avec recul et sérénité.

- L'activité physique : avant une séance de sport ou de cardio-training, quelques cycles de respiration du feu ou du soufflet peuvent vous aider à vous échauffer et à mobiliser votre énergie. Après l'effort, une respiration alternée vous aidera à retrouver votre calme et à faciliter la récupération.

- Les huiles essentielles : pour renforcer l'effet stimulant et assainissant des respirations dynamisantes, vous pouvez utiliser des huiles essentielles adaptées comme l'eucalyptus, la menthe poivrée ou le pin. Déposez une goutte sur vos mains, frottez-les et respirez profondément avant votre pratique.

En explorant ces différentes associations, vous découvrirez celles qui vous conviennent le mieux et qui optimisent les bienfaits des respirations dynamisantes sur votre santé et votre vitalité. Laissez votre intuition et votre ressenti vous guider.

Conclusion

Les respirations dynamisantes sont de véritables alliées pour notre immunité et notre vitalité. En oxygénant intensément notre corps, en stimulant notre circulation sanguine et lymphatique, en éliminant les toxines, elles renforcent nos défenses naturelles et notre résistance au stress.

Mais au-delà de leurs effets physiologiques, ces techniques sont aussi une invitation à cultiver une relation plus consciente et plus maîtrisée à notre souffle. En jouant avec les rythmes, les intensités, les sensations, nous apprenons à mieux connaître cet outil extraordinaire qu'est notre respiration.

Alors, osons explorer la palette des respirations dynamisantes. Osons réveiller l'énergie qui sommeille en nous, faire circuler la vie dans chaque recoin de notre corps. Osons faire de notre souffle un allié de notre immunité, de notre vitalité et de notre épanouissement.

Et n'oublions pas que la respiration, aussi puissante soit-elle, n'est qu'un aspect d'une approche globale de notre santé. Alimentation saine, activité physique régulière, gestion du stress, sommeil de qualité... Autant de piliers qui, associés à une respiration consciente, posent les fondations d'une immunité solide et d'une vie vibrante de bien-être. Alors, inspirons profondément.

Et expirons avec la conviction que chaque souffle, pleinement vécu, est un pas de plus vers une santé rayonnante et une existence pleinement épanouie.

Partie III : Intégrer la respiration dans votre quotidien

Maintenant que vous avez découvert les fondements de la respiration consciente et les principales techniques pour renforcer votre immunité, il est temps de passer à l'action. Car pour tirer tous les bénéfices de cette pratique, l'essentiel est de l'intégrer dans votre vie de tous les jours.

Dans cette troisième partie, nous allons explorer ensemble comment faire de la respiration consciente une véritable hygiène de vie. Du réveil au coucher, de la maison au bureau en passant par vos activités physiques et vos repas, vous découvrirez une multitude d'occasions pour vous reconnecter à votre souffle.

Routine matinale, exercices à faire au travail, respirations pour mieux dormir... Autant d'outils concrets et faciles à mettre en place pour faire de votre respiration votre alliée au quotidien.

Avec un peu de pratique et de régularité, ces petits rituels deviendront de véritables réflexes, vous permettant de cultiver en permanence votre bien-être et votre vitalité. Alors, êtes-vous prêt à transformer votre souffle en un art de vivre ? Tournez vite la page et inspirez profondément, votre nouvelle routine respiratoire commence ici !

Chapitre 11 : Créer votre routine matinale

Le matin est un moment charnière de notre journée. C'est durant ces premières heures que nous posons les fondations de notre bien-être physique, mental et émotionnel pour les heures à venir.

En intégrant la respiration consciente à notre routine matinale, nous offrons à notre corps et à notre esprit un véritable cadeau : celui de commencer la journée en pleine conscience, connectés à nous-mêmes et à notre souffle. Les bienfaits d'une routine matinale respiratoire sont multiples.

En oxygénant pleinement nos cellules dès le réveil, nous stimulons notre métabolisme, notre circulation sanguine et notre énergie vitale. En apaisant notre système nerveux par des respirations profondes et régulières, nous réduisons notre niveau de stress et d'anxiété, favorisant ainsi un état de calme et de clarté mentale pour aborder sereinement notre journée.

En renforçant notre immunité grâce à des techniques respiratoires spécifiques, nous offrons à notre corps un bouclier naturel pour faire face aux agressions extérieures. Mais par où commencer pour créer une routine matinale avec la respiration consciente ? Voici un guide en plusieurs étapes pour vous aider à intégrer cette pratique bienfaisante dans votre quotidien.

Préparez votre espace et votre état d'esprit

La première étape pour créer une routine matinale respiratoire est de préparer un environnement propice à la détente et à la concentration. Si possible, choisissez un endroit calme, aéré et confortable, où vous ne serez pas dérangé pendant votre pratique.

Cela peut être votre chambre, votre salon ou même un coin de votre jardin si le temps le permet. Avant de commencer, prenez quelques instants pour vous centrer et vous connecter à votre intention. Pourquoi souhaitez-vous intégrer la respiration consciente à votre routine matinale ?

Quels bienfaits en attendez-vous pour votre santé, votre bien-être, votre journée ? Clarifier votre motivation vous aidera à vous engager pleinement dans votre pratique et à en retirer tous les bénéfices. Vous pouvez aussi créer un petit rituel pour marquer le début de votre routine respiratoire.

Allumer une bougie, diffuser une huile essentielle apaisante, écouter une musique douce... Choisissez un geste simple qui vous aide à vous ancrer dans le moment présent et à vous ouvrir à votre expérience respiratoire.

Commencez en douceur avec la respiration abdominale

Une fois installé confortablement, commencez votre routine par quelques minutes de respiration abdominale. Cette technique de base, aussi appelée respiration diaphragmatique, est idéale pour apaiser le système nerveux, oxygéner l'organisme en profondeur et se reconnecter à son corps. Assis ou allongé, placez une main sur votre ventre et l'autre sur votre poitrine.

Fermez les yeux et portez votre attention sur votre souffle. Sans chercher à le contrôler, observez simplement le mouvement naturel de votre respiration. Sentez votre ventre et votre poitrine se soulever à l'inspiration et s'abaisser à l'expiration. Progressivement, commencez à allonger et approfondir votre respiration. À chaque inspiration, imaginez que vous gonflez un ballon dans votre ventre.

Laissez l'air remplir d'abord la partie basse de vos poumons, puis le haut de votre poitrine. À chaque expiration, videz complètement vos poumons, en contractant légèrement vos abdominaux pour expulser tout l'air.

Continuez ainsi pendant 5 à 10 respirations profondes, en gardant un rythme lent et régulier. Si votre esprit s'égare, ramenez-le doucement à la sensation de votre souffle qui entre et qui sort. Savourez cet état de calme et de présence que la respiration abdominale fait naître en vous.

Équilibrez votre énergie avec la respiration alternée

Après avoir pris le temps de vous ancrer dans votre corps avec la respiration abdominale, vous pouvez intégrer à votre routine la respiration alternée, aussi appelée Nadi Shodhana en sanskrit. Cette technique issue du yoga est réputée pour équilibrer les énergies du corps et du mental, favorisant ainsi un état de clarté et d'harmonie intérieure.

La respiration alternée consiste à inspirer par une narine, puis à expirer par l'autre, en alternant à chaque cycle. Pour cela, utilisez votre main droite : pliez l'index et le majeur vers la paume, et gardez le pouce, l'annulaire et l'auriculaire tendus.

Le pouce servira à fermer la narine droite, et l'annulaire la narine gauche. Fermez les yeux et prenez quelques respirations profondes pour vous centrer. Puis, fermez la narine droite avec le pouce et inspirez lentement par la narine gauche.

Au pic de l'inspiration, fermez la narine gauche avec l'annulaire, relâchez le pouce et expirez par la narine droite. Inspirez ensuite par la narine droite, puis fermez-la et expirez par la gauche. Cela constitue un cycle complet. Continuez ainsi pendant 5 à 10 cycles, en maintenant un rythme régulier et confortable.

Laissez votre respiration s'approfondir naturellement, sans forcer. Si vous sentez des picotements ou une gêne dans une narine, n'insistez pas et relâchez la pression de vos doigts. L'essentiel est de garder un état d'esprit détendu et bienveillant tout au long de la pratique.

Au fil des cycles, observez l'effet subtil de la respiration alternée sur votre état intérieur. Vous sentirez probablement votre mental s'apaiser, vos pensées se clarifier, votre énergie circuler plus librement dans votre corps. Savourez cet équilibre retrouvé, cette sensation d'unité et d'alignement avec vous-même.

Stimulez votre vitalité avec la respiration dynamisante

Pour compléter votre routine matinale et vous mettre dans un état de vitalité et de dynamisme pour la journée, vous pouvez pratiquer quelques cycles de respiration dynamisante, comme le Kapalabhati ou la respiration du feu. Cette technique consiste en une série d'expirations puissantes et rapides, suivies d'inspirations passives.

Le mouvement est initié par la contraction des muscles abdominaux, qui expulsent l'air des poumons à chaque expiration. L'inspiration se fait naturellement, sans effort, comme un rebond après chaque expulsion. Assis confortablement avec le dos droit, prenez une grande inspiration par le nez.

Puis commencez à expirer rapidement et énergiquement par le nez, en contractant les abdominaux. Laissez l'inspiration se faire toute seule, sans la contrôler. Continuez ainsi pendant 20 à 30 expirations rapides, en gardant un rythme soutenu mais confortable.

Après cette série d'expirations dynamisantes, relâchez tout effort et laissez votre respiration revenir à un rythme naturel. Observez les effets de cette technique sur votre corps et votre mental. Vous vous sentirez probablement plus éveillé, plus énergisé, prêt à démarrer votre journée du bon pied.

Vous pouvez répéter 2 ou 3 séries de Kapalabhati, en les espaçant de quelques respirations profondes pour permettre à votre système de s'équilibrer. Écoutez vos sensations et adaptez la pratique à vos besoins : si vous vous sentez étourdi ou essoufflé, ralentissez le rythme ou faites une pause. L'objectif est de stimuler votre vitalité, pas de vous épuiser.

Intégrez une intention positive pour votre journée

Pour clore votre routine matinale respiratoire, prenez quelques instants pour vous connecter à une intention positive pour votre journée. Qu'est-ce qui est vraiment important pour vous aujourd'hui ? De quelle qualité souhaitez-vous imprégner vos actions, vos relations, vos défis ?

Laissez émerger une intention qui vous inspire et vous motive, comme la présence, la bienveillance, la gratitude, le courage ou la joie. Formulez cette intention clairement dans votre esprit, et reliez-la à votre souffle. Vous pouvez la répéter silencieusement pendant quelques respirations profondes, l'ancrant ainsi dans votre corps et votre cœur.

Par exemple, vous pouvez penser : "À chaque inspiration, j'accueille la bienveillance. À chaque expiration, je la diffuse autour de moi." Ou encore : "J'inspire le courage, j'expire mes peurs. Je suis fort(e) et confiant(e) pour ma journée."

En associant votre intention à votre respiration consciente, vous lui donnez une puissance d'incarnation et de réalisation. Vous créez un pont entre votre aspiration intérieure et votre vie concrète, entre votre être profond et vos actions quotidiennes. Votre souffle devient le véhicule de votre intention, la portant à chaque instant de votre journée.

Faites de votre routine un rendez-vous sacré avec vous-même

Pour retirer tous les bienfaits de votre routine matinale respiratoire, l'essentiel est de la pratiquer avec régularité et engagement. Même si vous ne pouvez y consacrer que 10 ou 15 minutes chaque matin, ce temps sera précieux pour votre bien-être et votre équilibre à long terme.

Essayez de vous lever un peu plus tôt pour vous offrir ce rendez-vous matinal avec vous-même, avant que les sollicitations de la journée ne vous happent. Considérez ce moment comme un acte d'amour et de respect envers vous-même, une façon de prendre soin de votre santé physique, mentale et émotionnelle.

Si un matin vous n'avez vraiment pas le temps pour votre routine complète, faites au moins quelques respirations conscientes avant de démarrer votre journée. Connectez-vous à votre souffle, à votre corps, à votre intention positive.

Même un court instant de présence à vous-même peut faire une grande différence dans votre façon d'aborder les événements de la journée. Au fil des jours et des semaines, observez les effets de votre pratique matinale sur votre vie.

Vous constaterez probablement une amélioration de votre énergie, de votre concentration, de votre humeur et de votre résistance au stress. Vous découvrirez le pouvoir de votre souffle pour vous ancrer dans le moment présent, pour vous relier à vos ressources intérieures, pour activer vos capacités naturelles d'autorégulation et de guérison. Votre routine respiratoire deviendra alors bien plus qu'une simple habitude santé.

Elle sera un rituel sacré, un geste d'alignement avec votre nature profonde, un art de vivre en conscience et en connexion avec vous-même. Chaque matin, en unifiant votre corps, votre souffle et votre esprit, vous poserez les bases d'une journée et d'une vie plus harmonieuse, plus joyeuse et plus épanouie.

Conclusion

Créer une routine matinale avec la respiration consciente est un merveilleux cadeau à vous faire chaque jour. En commençant votre journée par cet ancrage dans votre corps et votre souffle, vous vous offrez un temps précieux pour vous ressourcer, vous équilibrer et vous préparer sereinement aux événements à venir.

Que vous pratiquiez la respiration abdominale pour vous détendre, la respiration alternée pour vous harmoniser ou la respiration dynamisante pour stimuler votre vitalité, l'essentiel est d'être à l'écoute de vos besoins et de votre rythme intérieur. Votre routine matinale doit être un plaisir, pas une contrainte.

Adaptez-la à votre réalité, à vos envies, à votre intuition. N'oubliez pas que chaque respiration consciente est une occasion de vous relier à votre être profond, à votre sagesse intérieure, à votre élan vital.

En faisant de votre souffle votre allié dès le matin, vous posez les bases d'une journée et d'une vie en harmonie avec vous-même, où vous exprimez pleinement votre potentiel et votre joie d'être.

Alors, dès demain matin, offrez-vous ce rendez-vous privilégié avec votre souffle. Inspirez profondément, et laissez la magie de la respiration consciente illuminer votre journée et votre vie.

Namasté.

Chapitre 12 : Respirez pour mieux dormir

Le sommeil est un pilier essentiel de notre santé et de notre bien-être. C'est pendant ce temps de repos que notre corps se régénère, que nos cellules se réparent et que notre système immunitaire se renforce.

Pourtant, dans notre société moderne, le sommeil est souvent négligé, sacrifié sur l'autel de la productivité et des distractions. Stress, anxiété, horaires décalés, écrans omniprésents... Autant de facteurs qui perturbent notre repos nocturne et nous privent de ses bienfaits réparateurs.

Mais saviez-vous que la façon dont nous respirons avant et pendant notre sommeil a un impact direct sur sa qualité et sur notre immunité ? En effet, une respiration consciente et adaptée peut nous aider à nous endormir plus facilement, à dormir plus profondément et à optimiser les processus de régénération qui se déroulent pendant notre repos.

À l'inverse, une respiration inadaptée ou perturbée peut fragmenter notre sommeil, nous réveiller fréquemment et affaiblir nos défenses immunitaires. Dans ce chapitre, nous allons explorer le lien fascinant entre respiration, sommeil et immunité. Vous découvrirez comment votre souffle influence votre repos nocturne et comment, en le maîtrisant, vous pouvez transformer vos nuits en véritables alliées de votre santé.

Nous verrons aussi quelles sont les techniques de respiration les plus efficaces pour vous endormir sereinement, pour améliorer la qualité de votre sommeil et pour stimuler votre immunité pendant ce temps précieux. Alors, prêts à plonger dans le monde merveilleux du sommeil et de la respiration ?

Le sommeil, cet architecte de notre immunité

Avant de voir comment la respiration peut influencer notre sommeil et notre immunité, il est important de comprendre le rôle crucial que joue le repos nocturne dans notre santé. Le sommeil n'est pas un luxe ou une perte de temps, mais un besoin physiologique fondamental, au même titre que manger ou respirer.

C'est pendant ce temps de repos que notre corps effectue tout un ensemble de processus de réparation, de nettoyage et de régulation essentiels à notre bien-être. Sur le plan immunitaire, le sommeil est un véritable architecte de nos défenses.

C'est en effet pendant notre repos, et particulièrement pendant les phases de sommeil profond, que notre corps produit et régule de nombreuses cellules et molécules clés de notre immunité :

- Les lymphocytes T et B, ces globules blancs spécialisés dans la reconnaissance et la destruction des agents pathogènes, voient leur production et leur maturation stimulées pendant le sommeil. Une nuit de repos suffisante permet donc de renforcer nos troupes immunitaires et d'optimiser leur action de défense.

- Les cellules tueuses naturelles (NK), ces sentinelles de notre immunité innée capables de détecter et d'éliminer les cellules anormales ou infectées, sont également plus actives et plus efficaces après une bonne nuit de sommeil.

- Les cytokines anti-inflammatoires, ces molécules messagères qui régulent notre réponse immunitaire et préviennent l'emballement de l'inflammation, sont produites en plus grande quantité pendant le sommeil profond. À l'inverse, un manque de sommeil chronique est associé à une augmentation des cytokines pro-inflammatoires, créant un terrain propice aux maladies.

- Certaines hormones clés de notre immunité, comme le cortisol ou la mélatonine, voient leur sécrétion rythmée par notre cycle veille-sommeil. Un sommeil de qualité permet une régulation optimale de ces hormones, favorisant ainsi un bon équilibre immunitaire.

Mais le sommeil ne se contente pas de stimuler la production de nos soldats immunitaires. Il offre aussi à notre corps un temps de nettoyage et d'élimination des toxines et des déchets accumulés pendant l'éveil.

C'est notamment pendant le sommeil que s'active le système glymphatique, ce réseau de drainage qui permet d'évacuer les protéines neurotoxiques et les débris cellulaires de notre cerveau. Ce nettoyage nocturne est essentiel pour prévenir l'accumulation de substances inflammatoires et maintenir un environnement sain pour nos cellules nerveuses et immunitaires.

Enfin, le sommeil est un puissant régulateur de notre système nerveux autonome, qui joue un rôle clé dans la modulation de notre réponse immunitaire. Pendant le sommeil profond, c'est le système nerveux parasympathique, associé au repos et à la régénération, qui prédomine.

Cette bascule parasympathique permet de calmer l'inflammation, de réduire le niveau de stress et de favoriser les processus de réparation cellulaire. À l'inverse, un manque de sommeil chronique maintient l'activation du système nerveux sympathique, créant un état d'alerte et d'usure propice aux dérèglements immunitaires.

On le voit, le sommeil est un architecte d'une incroyable complexité, qui construit et entretient notre immunité à de multiples niveaux. Chaque nuit, c'est un véritable ballet de régulation immunitaire qui se joue dans notre corps, nous permettant de nous défendre efficacement contre les agressions extérieures et de maintenir notre intégrité physique.

Mais pour que cette symphonie nocturne se déroule de manière optimale, encore faut-il que notre sommeil soit de qualité. Et c'est là que la respiration entre en jeu.

Comment la respiration influence notre sommeil et notre immunité

Notre respiration et notre sommeil sont intimement liés. La façon dont nous respirons avant et pendant notre repos nocturne a un impact direct sur notre capacité à nous endormir, sur la qualité et la structure de notre sommeil, et donc sur les processus de régulation immunitaire qui en découlent.

Lorsque nous nous apprêtons à dormir, notre corps amorce naturellement une transition vers un état de détente et de ralentissement. Notre rythme cardiaque et notre tension artérielle diminuent, notre température corporelle baisse légèrement, notre respiration devient plus lente et plus profonde.

Cette bascule physiologique est orchestrée par notre système nerveux parasympathique, qui prépare notre organisme au repos et à la régénération. Mais pour que cette transition vers le sommeil se fasse de manière harmonieuse, encore faut-il que notre respiration soit adaptée.

Une respiration calme, régulière et profonde facilite en effet l'endormissement en activant le système parasympathique et en induisant un état de relaxation propice au lâcher-prise. À l'inverse, une respiration rapide, superficielle ou irrégulière, souvent liée au stress ou à l'anxiété, maintient l'activation du système sympathique et retarde l'entrée dans le sommeil.

Pendant le sommeil lui-même, notre respiration continue à jouer un rôle clé. En effet, chaque stade de sommeil est associé à un pattern respiratoire spécifique, qui soutient les processus physiologiques et neurologiques propres à cette phase. Ainsi, pendant le sommeil lent profond, notre respiration est très lente, ample et régulière, permettant une oxygénation optimale de nos tissus et une régénération cellulaire maximale.

C'est aussi pendant cette phase que se produit la majorité des processus de régulation immunitaire, comme la production de lymphocytes ou de cytokines anti-inflammatoires.

À l'inverse, pendant le sommeil paradoxal, notre respiration devient plus rapide, plus superficielle et plus irrégulière, reflétant l'intense activité cérébrale et émotionnelle qui caractérise les rêves.

Cette respiration plus chaotique est nécessaire au bon déroulement des processus de consolidation mnésique et de régulation émotionnelle propres à cette phase. Mais si elle devient trop dominante par rapport au sommeil profond, elle peut perturber l'architecture globale de notre nuit et réduire le temps consacré aux fonctions réparatrices et immunitaires.

Ainsi, une respiration inadaptée ou déséquilibrée pendant le sommeil peut entraîner des conséquences néfastes sur notre immunité. C'est particulièrement vrai dans le cas des troubles respiratoires du sommeil, comme le syndrome d'apnées-hypopnées obstructives du sommeil (SAHOS).

Cette condition, qui touche des millions de personnes dans le monde, se caractérise par des pauses respiratoires répétées pendant le sommeil, dues à une obstruction partielle ou totale des voies aériennes supérieures. Ces apnées provoquent des micro-réveils, une fragmentation du sommeil et des chutes de la saturation en oxygène, qui mettent le corps dans un état de stress chronique. Sur le plan immunitaire, le SAHOS est associé à une inflammation systémique de bas grade, à une altération des défenses anti-infectieuses et à un risque accru de développer des maladies cardiovasculaires et métaboliques.

En perturbant la respiration nocturne, ce trouble empêche le bon déroulement des processus de régulation immunitaire pendant le sommeil, créant ainsi un terrain propice aux dérèglements et aux pathologies. Mais même en l'absence de trouble respiratoire avéré, une respiration inadaptée pendant la nuit peut nuire à la qualité de notre sommeil et à notre immunité.

Ainsi, une respiration buccale chronique, souvent liée à une obstruction nasale ou à une mauvaise habitude, peut assécher nos muqueuses, favoriser les ronflements et les micro-réveils, et altérer notre architecture de sommeil. De même, une respiration thoracique superficielle, qui sollicite peu le diaphragme, peut maintenir un niveau de tension et d'activation sympathique incompatible avec un sommeil profond et réparateur.

On le voit, notre respiration nocturne est un élément clé de notre puzzle immunitaire. En influençant notre capacité à nous endormir, la structure de notre sommeil et la qualité de nos processus de régénération, elle peut soit soutenir, soit perturber le travail de notre système immunitaire pendant notre repos. Mais alors, comment faire de notre respiration une alliée de nos nuits et de notre immunité ?

C'est ce que nous allons voir maintenant, en explorant les techniques de respiration les plus efficaces pour optimiser notre sommeil et nos défenses naturelles.

Les techniques de respiration pour mieux dormir et renforcer son immunité

Maintenant que nous avons vu comment notre respiration influence notre sommeil et notre immunité, il est temps de passer à la pratique. Dans cette section, nous allons explorer ensemble quelques techniques de respiration simples et efficaces pour vous aider à mieux dormir et à renforcer vos défenses immunitaires pendant votre repos.

Ces exercices peuvent être pratiqués avant le coucher, pour faciliter l'endormissement, ou même pendant la nuit, si vous vous réveillez et avez du mal à vous rendormir.

La respiration abdominale, pour une détente profonde

La respiration abdominale, aussi appelée respiration diaphragmatique, est une technique de base que nous avons déjà abordée dans ce livre. Elle consiste à respirer en gonflant le ventre à l'inspiration et en le dégonflant à l'expiration, sollicitant ainsi pleinement le diaphragme, le muscle principal de la respiration.

Cette respiration profonde et ample est particulièrement indiquée pour favoriser la détente et le sommeil. En effet, en mobilisant la partie basse des poumons, la respiration abdominale permet une oxygénation optimale de l'organisme, tout en stimulant le système nerveux parasympathique, associé au repos et à la régénération.

Elle aide à ralentir le rythme cardiaque, à faire baisser la tension artérielle et à induire un état de relaxation propice à l'endormissement. Voici comment pratiquer la respiration abdominale au coucher :

- Allongez-vous confortablement dans votre lit, sur le dos, les bras le long du corps.

- Posez une main sur votre ventre et l'autre sur votre poitrine.

- Fermez les yeux et portez votre attention sur votre respiration.

- Inspirez lentement et profondément par le nez, en gonflant le ventre sous votre main. La main sur la poitrine ne doit presque pas bouger.

- Expirez doucement par la bouche, en laissant le ventre se dégonfler naturellement.

- Continuez ainsi pendant 5 à 10 minutes, en essayant de ralentir et d'approfondir progressivement votre respiration.

Si des pensées vous viennent, observez-les sans les juger et ramenez doucement votre attention sur votre souffle. Vous pouvez aussi visualiser votre respiration comme une vague qui monte et qui descend, vous berçant paisiblement vers le sommeil.

La respiration 4-7-8, pour un endormissement express

La respiration 4-7-8, aussi appelée respiration relaxante du Dr Weil, est une technique de respiration rythmée qui peut vous aider à vous endormir en quelques minutes seulement. Elle combine les bienfaits de la respiration abdominale avec ceux d'une expiration prolongée, qui accentue l'activation du système parasympathique et la détente du système nerveux. Voici comment pratiquer la respiration 4-7-8 :

- Asseyez-vous ou allongez-vous confortablement, le dos droit.

- Posez le bout de votre langue juste derrière vos dents supérieures et gardez-la dans cette position tout au long de l'exercice.

- Expirez complètement par la bouche en faisant un son de "whoosh".

- Fermez la bouche et inspirez calmement par le nez en comptant jusqu'à 4 dans votre tête.

- Retenez votre souffle en comptant jusqu'à 7.

- Expirez complètement par la bouche, en faisant à nouveau le son de "whoosh", en comptant jusqu'à 8.

- Ceci constitue un cycle complet.

Continuez ainsi pendant 5 à 10 cycles, en maintenant un rythme régulier et confortable. Laissez votre respiration s'approfondir naturellement, sans forcer. Si vous sentez des picotements ou une gêne dans une narine, n'insistez pas et relâchez la pression de vos doigts.

L'essentiel est de garder un état d'esprit détendu et bienveillant tout au long de la pratique. Au fil des cycles, observez l'effet subtil de la respiration alternée sur votre état intérieur.

Vous sentirez probablement votre mental s'apaiser, vos pensées se clarifier, votre énergie circuler plus librement dans votre corps. Savourez cet équilibre retrouvé, cette sensation d'unité et d'alignement avec vous-même.

Stimulez votre vitalité avec la respiration dynamisante

Pour compléter votre routine matinale et vous mettre dans un état de vitalité et de dynamisme pour la journée, vous pouvez pratiquer quelques cycles de respiration dynamisante, comme le Kapalabhati ou la respiration du feu.

Cette technique consiste en une série d'expirations puissantes et rapides, suivies d'inspirations passives. Le mouvement est initié par la contraction des muscles abdominaux, qui expulsent l'air des poumons à chaque expiration. L'inspiration se fait naturellement, sans effort, comme un rebond après chaque expulsion.

Assis confortablement avec le dos droit, prenez une grande inspiration par le nez. Puis commencez à expirer rapidement et énergiquement par le nez, en contractant les abdominaux.

Laissez l'inspiration se faire toute seule, sans la contrôler. Continuez ainsi pendant 20 à 30 expirations rapides, en gardant un rythme soutenu mais confortable. Après cette série d'expirations dynamisantes, relâchez tout effort et laissez votre respiration revenir à un rythme naturel. Observez les effets de cette technique sur votre corps et votre mental.

Vous vous sentirez probablement plus éveillé, plus énergisé, prêt à démarrer votre journée du bon pied. Vous pouvez répéter 2 ou 3 séries de Kapalabhati, en les espaçant de quelques respirations profondes pour permettre à votre système de s'équilibrer.

Écoutez vos sensations et adaptez la pratique à vos besoins : si vous vous sentez étourdi ou essoufflé, ralentissez le rythme ou faites une pause. L'objectif est de stimuler votre vitalité, pas de vous épuiser.

Intégrez une intention positive pour votre journée

Pour clore votre routine matinale respiratoire, prenez quelques instants pour vous connecter à une intention positive pour votre journée. Qu'est-ce qui est vraiment important pour vous aujourd'hui ? De quelle qualité souhaitez-vous imprégner vos actions, vos relations, vos défis ?

Laissez émerger une intention qui vous inspire et vous motive, comme la présence, la bienveillance, la gratitude, le courage ou la joie. Formulez cette intention clairement dans votre esprit, et reliez-la à votre souffle. Vous pouvez la répéter silencieusement pendant quelques respirations profondes, l'ancrant ainsi dans votre corps et votre cœur.

Par exemple, vous pouvez penser : "À chaque inspiration, j'accueille la bienveillance. À chaque expiration, je la diffuse autour de moi." Ou encore : "J'inspire le courage, j'expire mes peurs. Je suis fort(e) et confiant(e) pour ma journée."

En associant votre intention à votre respiration consciente, vous lui donnez une puissance d'incarnation et de réalisation. Vous créez un pont entre votre aspiration intérieure et votre vie concrète, entre votre être profond et vos actions quotidiennes. Votre souffle devient le véhicule de votre intention, la portant à chaque instant de votre journée.

Faites de votre routine un rendez-vous sacré avec vous-même

Pour retirer tous les bienfaits de votre routine matinale respiratoire, l'essentiel est de la pratiquer avec régularité et engagement. Même si vous ne pouvez y consacrer que 10 ou 15 minutes chaque matin, ce temps sera précieux pour votre bien-être et votre équilibre à long terme.

Essayez de vous lever un peu plus tôt pour vous offrir ce rendez-vous matinal avec vous-même, avant que les sollicitations de la journée ne vous happent. Considérez ce moment comme un acte d'amour et de respect envers vous-même, une façon de prendre soin de votre santé physique, mentale et émotionnelle.

Si un matin vous n'avez vraiment pas le temps pour votre routine complète, faites au moins quelques respirations conscientes avant de démarrer votre journée. Connectez-vous à votre souffle, à votre corps, à votre intention positive. Même un court instant de présence à vous-même peut faire une grande différence dans votre façon d'aborder les événements de la journée.

Au fil des jours et des semaines, observez les effets de votre pratique matinale sur votre vie. Vous constaterez probablement une amélioration de votre énergie, de votre concentration, de votre humeur et de votre résistance au stress.

Vous découvrirez le pouvoir de votre souffle pour vous ancrer dans le moment présent, pour vous relier à vos ressources intérieures, pour activer vos capacités naturelles d'autorégulation et de guérison. Votre routine respiratoire deviendra alors bien plus qu'une simple habitude santé.

Elle sera un rituel sacré, un geste d'alignement avec votre nature profonde, un art de vivre en conscience et en connexion avec vous-même. Chaque matin, en unifiant votre corps, votre souffle et votre esprit, vous poserez les bases d'une journée et d'une vie plus harmonieuse, plus joyeuse et plus épanouie.

Conclusion

Créer une routine matinale avec la respiration consciente est un merveilleux cadeau à vous faire chaque jour. En commençant votre journée par cet ancrage dans votre corps et votre souffle, vous vous offrez un temps précieux pour vous ressourcer, vous équilibrer et vous préparer sereinement aux événements à venir.

Que vous pratiquiez la respiration abdominale pour vous détendre, la respiration alternée pour vous harmoniser ou la respiration dynamisante pour stimuler votre vitalité, l'essentiel est d'être à l'écoute de vos besoins et de votre rythme intérieur. Votre routine matinale doit être un plaisir, pas une contrainte.

Adaptez-la à votre réalité, à vos envies, à votre intuition. N'oubliez pas que chaque respiration consciente est une occasion de vous relier à votre être profond, à votre sagesse intérieure, à votre élan vital. En faisant de votre souffle votre allié dès le matin, vous posez les bases d'une journée et d'une vie en harmonie avec vous-même, où vous exprimez pleinement votre potentiel et votre joie d'être.

Alors, dès demain matin, offrez-vous ce rendez-vous privilégié avec votre souffle. Inspirez profondément, et laissez la magie de la respiration consciente illuminer votre journée et votre vie.

Namasté.

Chapitre 13 : La respiration au travail

Dans notre vie professionnelle moderne, nous passons souvent de longues heures assis à notre bureau, les yeux rivés sur un écran, le corps et l'esprit soumis à de multiples sources de stress et de tension.

Deadlines serrés, réunions interminables, responsabilités croissantes... Autant de défis qui peuvent mettre à rude épreuve notre bien-être physique et mental, et par extension, notre immunité. Pourtant, il existe un outil simple et puissant pour faire face à ces pressions quotidiennes : notre respiration.

En intégrant des exercices de respiration consciente dans notre routine de travail, nous pouvons significativement réduire notre niveau de stress, améliorer notre concentration, booster notre énergie et renforcer nos défenses immunitaires. Le tout sans même quitter notre bureau !

Dans ce chapitre, nous allons explorer les multiples bienfaits de la respiration au travail et découvrir une série d'exercices pratiques, adaptés à l'environnement de bureau. Que vous disposiez de quelques minutes entre deux réunions ou d'une pause déjeuner complète, ces techniques vous permettront de faire de votre respiration votre meilleure alliée au travail. Prêts à transformer votre bureau en un espace de bien-être et de performance ?

Inspirez profondément, et c'est parti !

Les bienfaits de la respiration consciente au travail

Avant de plonger dans la pratique, prenons un moment pour comprendre en quoi la respiration consciente peut transformer notre expérience du travail. Voici quelques-uns des principaux bienfaits de cette approche :

Réduction du stress et de l'anxiété

Le stress est souvent considéré comme le mal du siècle dans le monde professionnel. Pression des délais, surcharge de travail, conflits interpersonnels... Les sources de stress au bureau sont nombreuses et peuvent, à long terme, saper notre bien-être et notre immunité.

La respiration consciente est l'un des outils les plus efficaces pour réguler notre réponse au stress. En nous entraînant à ralentir et à approfondir notre souffle, nous activons le système nerveux parasympathique, responsable de la réponse "repos et digestion". Cela permet de contrebalancer les effets du système sympathique, activé en situation de stress, et de retrouver un état de calme et d'équilibre.

Des études ont montré que la pratique régulière de techniques respiratoires comme la respiration abdominale ou la cohérence cardiaque pouvait significativement réduire les marqueurs du stress, tant physiques (rythme cardiaque, pression artérielle, taux de cortisol) que psychologiques (anxiété, tension, fatigue).

En intégrant ces exercices dans notre routine de travail, nous pouvons donc développer notre résilience face aux pressions professionnelles et préserver notre capital santé.

Amélioration de la concentration et de la créativité

Dans un monde du travail de plus en plus complexe et stimulant, notre capacité à nous concentrer et à générer des idées nouvelles est devenue un atout précieux. Pourtant, il n'est pas rare de se sentir distrait, épuisé ou à court d'inspiration au cours d'une journée de bureau.

La respiration consciente peut nous aider à optimiser nos ressources cognitives de plusieurs façons. Tout d'abord, en oxygénant pleinement notre cerveau, elle favorise la clarté mentale, la mémoire et la vitesse de traitement de l'information.

Ensuite, en nous ancrant dans le moment présent, elle nous permet de nous recentrer sur la tâche en cours et de limiter les distractions. Enfin, en induisant un état de relaxation et de bien-être, elle libère notre potentiel créatif et notre capacité à penser "out of the box".

Ainsi, en ponctuant notre journée de travail de courtes séances de respiration consciente, nous pouvons significativement booster nos performances intellectuelles et notre productivité, tout en réduisant les risques de surmenage et de burn-out. Une respiration, un projet, un succès à la fois !

Boost de l'énergie et de la vitalité

Qui n'a jamais ressenti un "coup de mou" en milieu d'après-midi, cette sensation de fatigue et de lourdeur qui semble nous clouer à notre chaise de bureau ? Ce creux énergétique est souvent lié à une mauvaise oxygénation de notre organisme, elle-même causée par de longues heures en position assise et une respiration superficielle.

La bonne nouvelle, c'est que nous pouvons rapidement retrouver notre vitalité grâce à des exercices de respiration dynamisants. En mobilisant activement notre diaphragme et en augmentant l'amplitude de nos mouvements respiratoires, nous relançons la circulation sanguine et lymphatique, nous éliminons les toxines accumulées et nous réveillons nos cellules.

Des techniques comme la respiration du feu (Kapalabhati) ou la respiration du soufflet (Bhastrika), issues de la tradition du yoga, sont particulièrement efficaces pour nous redonner un coup de fouet naturel.

Pratiquées régulièrement, elles peuvent considérablement améliorer notre niveau d'énergie global et notre résistance à la fatigue, nous permettant ainsi d'affronter notre charge de travail avec plus de légèreté et d'entrain.

Renforcement du système immunitaire

Notre système immunitaire est notre meilleur allié pour faire face aux multiples agressions du monde professionnel, qu'il s'agisse des microbes échangés dans un open space, du stress des délais ou de la pollution de l'air ambiant.

Pourtant, c'est souvent au travail que nous négligeons le plus cette précieuse ressource, en adoptant des habitudes délétères comme une mauvaise posture, une alimentation déséquilibrée ou un manque de repos.

La respiration consciente est un moyen simple et efficace de soutenir notre immunité au quotidien. En oxygénant pleinement nos cellules, en stimulant notre circulation lymphatique et en régulant notre système nerveux autonome, elle permet à nos défenses naturelles de fonctionner de manière optimale.

Des recherches ont montré que la pratique régulière de techniques respiratoires pouvait augmenter le taux de lymphocytes T et de cellules NK, deux types de globules blancs essentiels dans la lutte contre les infections et les cellules anormales.

Elle favorise également la production de cytokines anti-inflammatoires et réduit les marqueurs du stress oxydatif, contribuant ainsi à prévenir de nombreuses pathologies.

En intégrant la respiration consciente dans notre hygiène de travail, nous posons donc un geste simple mais puissant pour renforcer notre bouclier immunitaire et préserver notre capital santé à long terme. Une inspiration, une expiration, et c'est toute notre résistance naturelle que nous stimulons !

Des exercices de respiration à faire au bureau

Maintenant que nous avons vu les nombreux bienfaits de la respiration consciente au travail, place à la pratique !

Voici une sélection d'exercices simples et efficaces, que vous pouvez réaliser assis à votre bureau, debout ou même lors de vos déplacements professionnels. Choisissez ceux qui vous conviennent le mieux et n'hésitez pas à les adapter selon vos besoins et vos préférences.

La respiration abdominale assise

La respiration abdominale est la base de toute pratique respiratoire consciente. Elle permet de mobiliser pleinement le diaphragme, d'oxygéner en profondeur les poumons et de détendre le système nerveux. Voici comment la pratiquer assis à votre bureau :

- Assis confortablement sur votre chaise, les pieds bien ancrés au sol, redressez votre colonne vertébrale sans raidir le dos.

- Posez une main sur votre ventre et l'autre sur votre poitrine.

- Fermez les yeux et prenez quelques instants pour observer votre respiration naturelle, sans chercher à la modifier.

- Commencez à inspirer lentement par le nez, en gonflant d'abord le ventre sous votre main, puis en laissant l'air remplir votre poitrine.

- Expirez doucement par le nez ou par la bouche, en laissant le ventre se dégonfler naturellement, puis la poitrine s'abaisser.

- Continuez ainsi pendant 5 à 10 respirations profondes, en essayant de ralentir et de régulariser votre souffle.

- Rouvrez les yeux et prenez un moment pour observer les effets de cet exercice sur votre corps et votre esprit.

Vous pouvez pratiquer la respiration abdominale assise à tout moment de la journée, dès que vous sentez le besoin de vous recentrer ou de relâcher une tension. C'est aussi un excellent moyen de débuter une séance de travail dans un état de calme et de concentration.

La cohérence cardiaque au bureau

La cohérence cardiaque est une technique de respiration rythmée qui permet de synchroniser notre rythme cardiaque avec notre rythme respiratoire.

Pratiquée régulièrement, elle est très efficace pour réduire le stress, réguler les émotions et renforcer notre résilience. Voici comment la pratiquer au bureau :

- Assis confortablement, le dos droit mais détendu, fermez les yeux et portez votre attention sur votre cœur.

- Commencez à inspirer lentement par le nez en comptant jusqu'à 5 dans votre tête.

- Expirez doucement par le nez ou par la bouche en comptant jusqu'à 5.

- Continuez ce rythme (inspiration en 5 temps, expiration en 5 temps) pendant 3 à 5 minutes.

- Si votre esprit s'égare, ramenez-le doucement à la sensation de votre souffle et au décompte mental.

- À la fin de la séance, prenez quelques respirations naturelles et rouvrez les yeux en douceur.

L'idéal est de pratiquer la cohérence cardiaque 3 fois par jour, pendant 5 minutes à chaque fois. Vous pouvez par exemple la faire en arrivant au bureau le matin, avant la pause déjeuner et en fin de journée. Avec un peu d'entraînement, vous pourrez utiliser cette technique à tout moment pour gérer un pic de stress ou une émotion difficile.

La respiration énergisante debout

Lorsque vous sentez votre énergie baisser en milieu de journée, rien de tel qu'un exercice de respiration dynamisante pour retrouver votre vitalité. La respiration énergisante debout est parfaite pour oxygéner le corps et l'esprit, tout en étirant les muscles tendus par de longues heures en position assise. Voici comment procéder :

- Debout derrière votre chaise de bureau, les pieds écartés à la largeur du bassin, prenez quelques instants pour vous enraciner dans le sol et étirer votre colonne vertébrale vers le ciel.

- Inspirez profondément par le nez en levant les bras au-dessus de votre tête, paumes jointes.

- Bloquez votre respiration quelques secondes en contractant légèrement le périnée et l'abdomen, et en étirant vos bras et votre colonne vertébrale vers le haut.

- Expirez puissamment par la bouche en laissant retomber vos bras le long du corps et en relâchant les muscles du périnée et de l'abdomen.

- Répétez ce cycle respiratoire pendant 1 à 3 minutes, en veillant à ne pas vous étourdir.

- Terminez par quelques respirations naturelles, les mains posées sur le ventre, en observant l'énergie qui circule dans votre corps.

Cet exercice est idéal pour les moments de "coup de pompe", mais aussi avant une réunion importante ou une tâche nécessitant une grande concentration. Il vous permet de retrouver rapidement votre tonus physique et mental, tout en apportant une bouffée d'oxygène salvatrice à vos cellules.

La respiration anti-stress express

Parfois, le stress au travail peut nous submerger de façon soudaine et intense, nous laissant peu de temps pour une séance de respiration complète. Dans ces moments-là, la respiration anti-stress express peut être une véritable bouée de sauvetage. Voici comment la pratiquer en toute discrétion, même au milieu de vos collègues :

- Assis à votre bureau, prenez conscience de votre posture et redressez doucement votre colonne vertébrale.

- Fermez les yeux si possibles, sinon fixez un point devant vous pour éviter les distractions visuelles.

- Prenez une grande inspiration par le nez en comptant lentement jusqu'à 4 dans votre tête.

- Retenez votre souffle en comptant jusqu'à 4.

- Expirez doucement par le nez en comptant jusqu'à 4

- Ceci constitue un cycle complet.

Répétez ce cycle pendant 3 à 5 minutes, en essayant de maintenir votre attention sur votre souffle et sur le décompte mental. Si des pensées vous viennent, observez-les sans les juger et ramenez doucement votre concentration sur la respiration.

Cette technique peut être pratiquée discrètement, même en open space ou en réunion. Elle vous permettra de retrouver rapidement votre calme et votre clarté, sans attirer l'attention de vos collègues.

La respiration dynamisante debout

Lorsque vous sentez votre énergie baisser en milieu de journée, rien de tel qu'un exercice de respiration dynamisante pour retrouver votre tonus. La respiration dynamisante debout combine respiration puissante et étirements, vous permettant de réveiller votre corps et votre esprit en quelques minutes seulement. Voici comment procéder :

- Debout derrière votre chaise, les pieds écartés à la largeur du bassin, prenez quelques instants pour vous enraciner dans le sol et étirer votre colonne vertébrale vers le ciel.

- Inspirez profondément par le nez en levant les bras au-dessus de votre tête, paumes jointes.

- Bloquez votre respiration quelques secondes en contractant tous vos muscles, des pieds jusqu'aux mains.

- Expirez puissamment par la bouche en laissant retomber vos bras le long du corps et en relâchant tous vos muscles d'un coup.

- Répétez ce cycle respiratoire pendant 1 à 3 minutes, en veillant à ne pas vous étourdir.

- Terminez par quelques respirations profondes, les mains posées sur le ventre, en observant l'énergie qui circule dans votre corps.

Cet exercice est idéal pour les moments de coup de pompe, mais aussi avant une réunion importante ou une tâche nécessitant une grande concentration. Il vous permet de retrouver rapidement votre tonus physique et mental, tout en apportant une bouffée d'oxygène salvatrice à vos cellules.

La marche respiratoire

La pause déjeuner est un moment propice pour pratiquer la respiration consciente, tout en faisant le plein d'énergie et de lumière naturelle.

Plutôt que de rester enfermé dans la salle de pause, profitez-en pour faire une courte marche respiratoire à l'extérieur, si possible dans un parc ou un espace vert proche de votre lieu de travail. Pendant votre marche, synchronisez votre respiration avec vos pas :

- Inspirez profondément par le nez pendant 4 pas

- Retenez votre souffle pendant 2 pas

- Expirez lentement par le nez ou la bouche pendant 6 pas

- Continuez ce rythme pendant 5 à 10 minutes, en adaptant le décompte à votre confort.

Portez votre attention sur les sensations dans votre corps, sur le contact de vos pieds avec le sol, sur les odeurs et les sons de la nature. Laissez le rythme régulier de votre respiration et de vos pas apaiser votre mental et recharger vos batteries.

Cette marche respiratoire combine les bienfaits de la cohérence cardiaque, de l'activité physique modérée et du contact avec la nature. C'est un moyen simple et efficace de réduire le stress, de stimuler votre créativité et de renforcer votre immunité, tout en prenant un vrai temps pour vous au milieu de votre journée de travail.

Créer un environnement de travail propice à une respiration saine

Au-delà des exercices respiratoires, il est important de créer un environnement de travail qui favorise une respiration saine et consciente au quotidien. Voici quelques pistes pour optimiser votre espace et vos habitudes :

Aérer régulièrement votre espace de travail

L'air intérieur est souvent bien plus pollué que l'air extérieur, notamment dans les bureaux climatisés où les fenêtres restent fermées. Pour renouveler l'oxygène et éliminer les polluants, pensez à aérer votre espace de travail plusieurs fois par jour, au moins 10 minutes à chaque fois. Si possible, créez un courant d'air en ouvrant fenêtres et portes opposées.

Apporter de la verdure

Les plantes sont de formidables alliées pour assainir l'air intérieur et créer une atmosphère apaisante, propice à la concentration et à la créativité. Certaines plantes comme le pothos, l'aloe vera ou le ficus sont particulièrement efficaces pour filtrer les polluants et réguler l'humidité ambiante. N'hésitez pas à en placer quelques-unes autour de votre poste de travail, en veillant à les entretenir régulièrement.

Adopter une bonne posture assise

Une posture affaissée ou voûtée comprime les organes et entrave le bon fonctionnement du diaphragme, le muscle principal de la respiration. Pour favoriser une respiration ample et profonde, adoptez une posture assise droite et ouverte :

- Assis au fond de votre chaise, les pieds bien ancrés au sol

- Le dos droit mais pas rigide, en imaginant un fil qui vous étire vers le ciel depuis le sommet du crâne

- Les épaules détendues, loin des oreilles

- La tête dans le prolongement de la colonne, le menton légèrement rentré

N'hésitez pas à utiliser un coussin ou un support lombaire pour maintenir la courbure naturelle de votre dos. Et pensez à vous lever et à vous étirer régulièrement, au moins toutes les heures, pour relancer la circulation et détendre les tensions.

Respirer par le nez plutôt que par la bouche

Au bureau comme ailleurs, privilégiez la respiration nasale plutôt que la respiration buccale. Le nez est spécialement conçu pour filtrer, humidifier et réchauffer l'air avant son arrivée dans les poumons.

Il abrite aussi tout un écosystème de bactéries bénéfiques qui contribuent à notre immunité respiratoire. Si vous avez tendance à respirer par la bouche, par habitude ou à cause d'un nez bouché, réapprenez progressivement à respirer par le nez.

Vous pouvez vous aider en gardant une bouteille d'eau sur votre bureau pour vous hydrater régulièrement, en utilisant un spray nasal à l'eau de mer pour décongestionner vos muqueuses, ou en plaçant un post-it sur votre écran avec un petit rappel « respire par le nez ».

Conclusion

La respiration consciente est un formidable outil pour prendre soin de soi au travail et transformer son bureau en un espace de bien-être et de performance.

Que vous pratiquiez la cohérence cardiaque pour gérer votre stress, la respiration abdominale pour vous recentrer ou la respiration dynamisante pour retrouver votre énergie, l'essentiel est d'écouter vos besoins et de vous accorder des pauses respiratoires régulières.

En intégrant ces exercices simples et accessibles dans votre routine professionnelle, vous posez les bases d'une meilleure santé physique, mentale et émotionnelle. Vous renforcez votre immunité, votre résilience et votre capacité à faire face aux défis du quotidien avec calme et clarté.

Alors, n'attendez plus pour faire de votre respiration votre meilleure alliée au bureau. Inspirez profondément, et laissez votre souffle vous guider vers plus de sérénité, de vitalité et d'épanouissement dans votre vie professionnelle.

Votre corps, votre esprit et votre productivité vous en seront reconnaissants !

Chapitre 14 : Respirer en pleine conscience lors des repas

Manger est un acte quotidien, souvent automatique et parfois même précipité dans nos vies modernes. Pourtant, la façon dont nous respirons pendant nos repas à un impact direct sur notre digestion, notre assimilation des nutriments et notre bien-être global.

En intégrant la respiration consciente à nos moments de repas, nous pouvons transformer cette routine en une véritable expérience de pleine conscience, bénéfique pour notre corps et notre esprit.

Dans ce chapitre, nous allons explorer le lien fascinant entre respiration et digestion, et découvrir comment la pratique de la respiration consciente peut optimiser notre processus digestif, réduire les troubles liés à l'alimentation et renforcer notre immunité.

Nous verrons aussi des exercices simples et concrets pour intégrer la pleine conscience respiratoire avant, pendant et après les repas. Alors, mettons-nous à table et savourons chaque bouchée, chaque inspiration, chaque instant de ce moment nourricier.

Le lien entre respiration et digestion

La digestion est un processus complexe qui implique de nombreux organes, des glandes et des enzymes. Mais saviez-vous que la respiration joue aussi un rôle clé dans ce ballet digestif ?

En effet, notre façon de respirer avant, pendant et après le repas influence directement la qualité de notre digestion et notre capacité à assimiler les nutriments. Tout commence avant même la première bouchée.

Lorsque nous sentons l'odeur alléchante d'un plat, notre cerveau envoie un signal au système nerveux parasympathique, responsable de la réponse "repos et digestion". Cette branche du système nerveux autonome stimule alors la sécrétion de salive, d'acide gastrique et d'enzymes digestives, préparant ainsi notre corps à recevoir et à traiter les aliments.

Mais pour que cette cascade digestive se déroule de manière optimale, il est essentiel d'être dans un état de relaxation. C'est là qu'intervient la respiration. En effet, une respiration lente, profonde et régulière active le système parasympathique et induit un état de détente propice à la digestion.

À l'inverse, une respiration rapide, superficielle ou irrégulière, souvent liée au stress ou à la précipitation, maintient l'activation du système sympathique (réponse "combat ou fuite") et perturbe le processus digestif. Pendant le repas lui-même, notre façon de respirer influence aussi la mastication et la déglutition.

Une respiration consciente et calme nous permet de prendre le temps de bien mâcher nos aliments, étape cruciale pour une bonne digestion. En effet, la mastication est le premier stade de la digestion mécanique et chimique : elle broie les aliments en particules plus petites et les imprègne de salive, facilitant ainsi le travail de l'estomac et de l'intestin.

De plus, une respiration profonde et abdominale pendant le repas favorise la relaxation du diaphragme, ce muscle en forme de dôme situé sous les poumons. Or, le diaphragme est étroitement lié à notre système digestif. À chaque inspiration, il s'abaisse et masse doucement les organes digestifs, stimulant ainsi la circulation sanguine et le péristaltisme (les contractions qui permettent la progression des aliments dans le tube digestif).

Une respiration superficielle ou bloquée, au contraire, peut créer des tensions dans le diaphragme et entraver ce massage naturel si bénéfique pour notre digestion. Enfin, après le repas, maintenir une respiration consciente et détendue permet de soutenir le travail de l'estomac et de l'intestin.

En effet, la digestion est un processus qui demande beaucoup d'énergie à notre organisme. Une respiration profonde et régulière apporte l'oxygène nécessaire à ce travail digestif, tout en maintenant le système nerveux dans un état de relaxation propice à l'assimilation et à l'absorption des nutriments.

On le voit, notre respiration est intimement liée à notre digestion, à chaque étape du processus. En cultivant une respiration consciente et détendue lors de nos repas, nous offrons à notre corps les meilleures conditions pour transformer les aliments en énergie et en vitalité.

Mais les bienfaits de cette pratique vont bien au-delà de la simple optimisation digestive. C'est tout notre rapport à la nourriture et à notre corps qui s'en trouve transformé.

Les bienfaits de la respiration consciente sur notre relation à l'alimentation

Manger en pleine conscience, en portant une attention bienveillante à notre respiration et à nos sensations, est une véritable révolution dans notre rapport à la nourriture. Dans nos sociétés de surabondance et de rapidité, beaucoup d'entre nous ont perdu le contact avec les signaux naturels de faim et de satiété.

Nous mangeons souvent de façon automatique, devant un écran, en pensant à autre chose, sans vraiment goûter ou apprécier les aliments. Cette déconnexion peut mener à de nombreux troubles liés à l'alimentation, comme les compulsions alimentaires, le grignotage émotionnel, les fringales ou encore les problèmes de poids.

En mangeant de façon inconsciente, nous perturbons notre capacité naturelle à réguler nos apports et à choisir les aliments adaptés à nos besoins. La respiration consciente est un outil puissant pour se reconnecter à notre corps et à nos sensations alimentaires.

En portant notre attention sur notre souffle avant, pendant et après le repas, nous développons notre capacité à être pleinement présents à ce que nous mangeons. Nous apprenons à observer les signaux subtils de notre corps, comme la faim, la satiété, le plaisir ou l'inconfort digestif.

Cette qualité de présence et d'écoute intérieure nous permet de faire des choix alimentaires plus conscients et adaptés. Plutôt que de manger par habitude, par impulsion ou pour répondre à un besoin émotionnel, nous apprenons à nourrir notre corps en fonction de ses besoins réels.

Nous devenons plus sensibles aux effets des différents aliments sur notre énergie, notre digestion, notre humeur. Respirer en pleine conscience lors des repas nous aide aussi à ralentir et à savourer davantage. En synchronisant notre respiration avec la dégustation, nous prenons le temps de mastiquer chaque bouchée, d'en apprécier les saveurs, les textures, les parfums.

Ce ralentissement favorise non seulement une meilleure digestion, mais aussi une plus grande satisfaction sensorielle et émotionnelle. De nombreuses études ont montré les effets bénéfiques de la pleine conscience alimentaire sur les troubles du comportement alimentaire, l'obésité, les compulsions et le stress lié à l'alimentation.

En apprenant à respirer et à manger en conscience, nous développons une relation plus saine, plus intuitive et plus joyeuse avec la nourriture. Nous passons d'une logique de contrôle et de restriction à une écoute bienveillante de nos besoins profonds.

Mais les bénéfices de cette pratique ne s'arrêtent pas là. En respirant consciemment lors de nos repas, nous agissons aussi sur notre système immunitaire, ce précieux allié de notre santé globale.

Car comme nous allons le voir, l'impact de la respiration sur notre immunité passe aussi par notre ventre et notre microbiote intestinal.

Respiration consciente, digestion et immunité : un trio gagnant

Saviez-vous que notre système digestif abrite près de 70% de nos cellules immunitaires ? C'est dire l'importance de notre ventre dans nos défenses naturelles ! En effet, notre intestin est la première ligne de défense contre les pathogènes potentiels provenant de notre alimentation.

Il est tapissé d'une muqueuse riche en cellules immunitaires, qui scrutent en permanence le contenu intestinal pour repérer et neutraliser les intrus. Mais notre immunité intestinale ne se limite pas à cette barrière physique.

Elle dépend aussi étroitement de l'équilibre de notre microbiote, cet écosystème fascinant composé de milliards de micro-organismes qui vivent en symbiose avec nous.

Ces bactéries, champignons et autres résidents de notre intestin jouent un rôle crucial dans la maturation et la régulation de notre système immunitaire.

Or, la qualité de notre digestion influence directement la santé de notre microbiote. Une digestion incomplète ou déséquilibrée peut entraîner des dysbioses, c'est-à-dire des déséquilibres dans la composition et la diversité de notre flore intestinale.

Ces dysbioses sont associées à de nombreux troubles immunitaires, des allergies aux maladies auto-immunes en passant par les infections chroniques. C'est là que la respiration consciente lors des repas prend tout son sens.

En favorisant une digestion optimale, elle contribue à maintenir l'équilibre et la vitalité de notre microbiote intestinal. Une bonne oxygénation, une mastication complète, un état de relaxation : autant de facteurs qui soutiennent le travail de notre système digestif et préservent l'harmonie de notre écosystème intérieur.

Mais ce n'est pas tout. La respiration consciente agit aussi sur notre immunité intestinale par l'intermédiaire du nerf vague. Ce nerf, qui fait partie du système nerveux parasympathique, relie notre cerveau à notre tube digestif.

Il joue un rôle clé dans la régulation de l'inflammation et la modulation de la réponse immunitaire au niveau de l'intestin. Or, la respiration profonde et régulière est un puissant stimulant du nerf vague.

En activant ce "frein vagal", elle permet de calmer l'inflammation intestinale, de réguler la perméabilité de la muqueuse et de favoriser un dialogue équilibré entre notre système immunitaire et notre microbiote.

C'est tout l'enjeu des exercices de cohérence cardiaque ou de respiration abdominale que nous avons vus dans les chapitres précédents. Ainsi, en respirant consciemment lors de nos repas, nous agissons à plusieurs niveaux sur notre immunité digestive. Nous optimisons notre digestion, nous préservons notre microbiote, nous régulons l'inflammation intestinale.

Autant de facteurs qui renforcent nos défenses naturelles et notre résilience face aux agressions extérieures. Alors, comment intégrer concrètement la respiration consciente à nos moments de repas ?

C'est ce que nous allons voir maintenant, avec quelques exercices simples et accessibles à tous. Mettons-nous à table et explorons cette nouvelle façon de nourrir notre corps et notre esprit !

Des exercices pour intégrer la respiration consciente aux repas

Vous l'aurez compris, respirer en pleine conscience lors des repas est un art de vivre, une façon de transformer un acte quotidien en un moment de présence et de connexion à soi. Mais comme tout art, cela demande un peu de pratique et de régularité. Voici quelques exercices pour vous guider dans cette exploration savoureuse.

Avant le repas : se préparer en conscience

Avant même de passer à table, prenez quelques instants pour vous préparer en conscience. Plutôt que de vous ruer sur la nourriture, accordez-vous un moment de respiration et de centrage.

- Asseyez-vous confortablement, le dos droit mais détendu. Fermez les yeux si vous le souhaitez.

- Prenez trois grandes respirations profondes, en gonflant le ventre à l'inspiration et en le laissant se dégonfler à l'expiration.

- Portez votre attention sur les sensations de faim dans votre corps. Où les ressentez-vous ? Dans votre ventre, votre poitrine, votre gorge ? Quelle est la qualité de cette faim : est-elle physique, émotionnelle, mentale ?

- Prenez conscience de votre intention pour ce repas. Qu'est-ce qui est vraiment important pour vous à cet instant ? Nourrir votre corps, vous faire plaisir, partager un moment convivial ?

- Connectez-vous à un sentiment de gratitude pour la nourriture que vous allez recevoir, pour toutes les personnes qui ont contribué à ce qu'elle arrive dans votre assiette.

Cet exercice simple vous permet de vous mettre dans un état de présence et de réceptivité avant de commencer à manger. En vous reconnectant à votre corps et à vos intentions, vous posez les bases d'un repas conscient et nourrissant à tous les niveaux.

Pendant le repas : synchroniser respiration et dégustation

Une fois à table, l'idée est de synchroniser votre respiration avec la dégustation, en faisant de chaque bouchée un moment de pleine conscience. Avant de commencer à manger, prenez quelques instants pour observer votre assiette.

Admirez les couleurs, les textures, les arômes des aliments. Ressentez la gratitude pour cette nourriture qui va vous nourrir et vous fortifier. Puis, au moment de porter la première bouchée à votre bouche, inspirez profondément. Sentez l'odeur des aliments, imaginez leur saveur.

Puis, en expirant lentement, mettez la nourriture dans votre bouche et commencez à mastiquer. Pendant que vous mâchez, portez toute votre attention sur les sensations dans votre bouche.

Goûtez pleinement les saveurs, les textures, la température des aliments. Respirez calmement par le nez, en synchronisant votre mastication avec votre souffle. Lorsque vous avez fini de mastiquer et que la bouchée est prête à être avalée, prenez une nouvelle inspiration.

Puis, en expirant, avalez consciemment la nourriture, en la suivant mentalement jusqu'à votre estomac. Avant de prendre la bouchée suivante, accordez-vous un moment de pause.

Respirez calmement, ressentez les effets de cette première bouchée dans votre corps. Puis recommencez le cycle avec la bouchée suivante, en restant toujours attentif à votre respiration et à vos sensations. En mangeant de cette façon, vous transformez votre repas en une véritable méditation.

Vous développez votre présence à ce que vous mangez, à votre corps, à l'instant présent. Vous apprenez à manger avec tous vos sens, à savourer chaque bouchée comme si c'était la première et la dernière.

Cette pratique peut sembler inhabituelle au début, surtout si vous avez l'habitude de manger vite ou en faisant autre chose. Mais avec un peu d'entraînement, elle deviendra de plus en plus naturelle et savoureuse.

Vous découvrirez une nouvelle dimension de plaisir et de satisfaction dans vos repas, tout en posant les bases d'une meilleure digestion et assimilation.

Après le repas : une pause respiratoire pour faciliter la digestion

Une fois votre repas terminé, n'oubliez pas d'accorder à votre corps un temps de pause et d'intégration. Résistez à la tentation de vous lever tout de suite de table pour vaquer à vos occupations. Prenez quelques minutes pour une courte séance de respiration consciente.

Assis confortablement, le dos droit mais détendu, posez une main sur votre ventre. Fermez les yeux et portez votre attention sur votre souffle. Inspirez lentement par le nez, en gonflant votre ventre sous votre main. Expirez doucement, en sentant votre ventre se dégonfler.

Continuez cette respiration abdominale pendant quelques minutes, en visualisant l'énergie de la nourriture qui se diffuse dans votre corps. Imaginez chaque inspiration apportant de l'oxygène à vos organes digestifs, et chaque expiration les aidant à se détendre et à bien effectuer leur travail.

Cette pause respiratoire post-repas a de multiples bienfaits. Elle permet à votre système nerveux de basculer en mode "repos et digestion", favorisant ainsi la sécrétion des sucs gastriques et l'activité péristaltique de l'intestin. Elle aide aussi à réduire les ballonnements et les sensations de lourdeur, en stimulant la circulation sanguine et lymphatique dans l'abdomen.

Sur un plan plus subtil, cette respiration consciente vous permet d'honorer et d'intégrer l'énergie de la nourriture que vous venez de consommer. C'est un geste de gratitude et de respect envers vous-même et envers les aliments qui vous nourrissent. C'est aussi un moyen de cultiver une relation plus saine et plus sacrée avec la nourriture, basée sur l'écoute de vos besoins profonds.

Faire de vos repas des moments de respiration consciente

Au-delà des exercices spécifiques avant, pendant et après le repas, l'invitation est de faire de vos moments à table de véritables espaces de respiration et de présence.

Que vous mangiez seul ou en compagnie, chez vous ou à l'extérieur, essayez d'aborder chaque repas comme une opportunité de vous reconnecter à vous-même et à ce qui vous nourrit, au sens propre comme au figuré.

Cela commence dès la préparation du repas, si vous cuisinez vous-même. Essayez de faire de ce temps un moment de pleine conscience, où vous êtes pleinement présent à vos gestes, à vos sens, à votre souffle.

Respirez consciemment en épluchant les légumes, en mélangeant les ingrédients, en surveillant la cuisson. Imprégnez votre nourriture de cette qualité de présence et d'attention. Lorsque vous passez à table, créez une atmosphère propice à une respiration consciente.

Évitez les distractions comme la télévision, le téléphone ou les écrans. Mettez une belle nappe, une jolie vaisselle, une fleur ou une bougie sur la table. Choisissez une musique douce et apaisante, ou savourez le silence. Tout cela vous aidera à vous centrer sur l'instant présent et sur votre souffle.

Pendant le repas, prenez le temps de respirer entre chaque bouchée. Posez vos couverts régulièrement, prenez une grande inspiration, expirez lentement. Cela vous évitera de manger trop vite ou de façon automatique.

Soyez aussi attentif aux signaux de faim et de satiété que vous envoie votre corps. Respirez dans votre ventre, ressentez quand vous commencez à être rassasié. Arrêtez-vous quand vous sentez que c'est suffisant, même s'il reste de la nourriture dans votre assiette. Si vous mangez en compagnie, essayez d'inclure vos compagnons de table dans cette expérience de respiration consciente.

Vous pouvez leur proposer de prendre quelques grandes respirations ensemble avant de commencer à manger, ou de faire des pauses respiratoires au milieu du repas. Vous pouvez aussi avoir un partage autour de votre ressenti, de vos sensations pendant le repas. Cela peut créer une belle qualité de présence et de connexion, même sans parler de respiration directement. Enfin, n'oubliez pas de cultiver la gratitude à chaque repas.

Avant de commencer à manger, prenez quelques instants pour remercier intérieurement tous ceux qui ont contribué à ce que cette nourriture arrive dans votre assiette : les agriculteurs, les transporteurs, les commerçants, peut-être les personnes qui ont cuisiné pour vous.

Remerciez la terre, le soleil, la pluie qui ont permis à ces aliments de pousser. Et remerciez votre propre corps, qui va transformer cette nourriture en énergie et en vitalité pour vous.

Cette gratitude, associée à une respiration consciente, est une puissante façon de nourrir non seulement votre corps, mais aussi votre cœur et votre esprit.

Conclusion

Respirer en pleine conscience lors des repas est une pratique simple mais profonde, qui peut transformer votre relation à la nourriture et à votre corps. En synchronisant votre souffle avec la dégustation, vous développez votre présence à ce que vous mangez et à l'impact que cela a sur vous. Vous apprenez à manger pour vous nourrir vraiment, au-delà de la simple satisfaction des papilles ou des pulsions émotionnelles.

Cette pratique a de multiples bienfaits pour votre santé physique et mentale. Elle optimise votre digestion et l'assimilation des nutriments, régule votre appétit et votre poids, renforce votre système immunitaire. Elle réduit aussi le stress et les émotions négatives souvent associées à l'alimentation, comme la culpabilité, la frustration ou la compulsion.

Elle vous aide à développer une relation plus saine et plus intuitive avec la nourriture, basée sur l'écoute de vos besoins profonds. Mais au-delà de ces bienfaits individuels, respirer en pleine conscience lors des repas est aussi un acte spirituel et écologique.

C'est une façon d'honorer la vie, sous toutes ses formes, qui se donne à vous à chaque bouchée. C'est un geste de gratitude et de connexion avec la grande toile du vivant, dont vous faites partie. C'est un pas vers une alimentation plus éthique et durable, respectueuse de votre santé, de l'environnement et de tous les êtres.

Alors, à votre prochain repas, prenez le temps de respirer, de ressentir, de savourer. Faites de ce moment un temps de présence et de partage, avec vous-même et avec ceux qui vous entourent. Nourrissez-vous avec conscience et gratitude, et laissez cette énergie de vie se diffuser dans tout votre être.

Car bien manger, c'est aussi bien respirer. Et bien respirer, c'est se relier à l'essentiel, à chaque inspiration et à chaque bouchée.

Chapitre 15 : La respiration lors de l'activité physique

L'activité physique est un pilier essentiel de notre santé et de notre bien-être. Que ce soit pour améliorer notre condition physique, réduire le stress ou renforcer notre système immunitaire, les bienfaits de l'exercice régulier ne sont plus à démontrer.

Mais saviez-vous que la façon dont nous respirons pendant l'effort a un impact direct sur nos performances, notre endurance et notre récupération ?

En effet, la respiration est au cœur de l'activité physique. C'est elle qui nous permet d'apporter l'oxygène nécessaire à nos muscles, d'éliminer le dioxyde de carbone produit par l'effort et de réguler notre rythme cardiaque. Une respiration efficace et adaptée peut nous aider à repousser nos limites, à prévenir l'essoufflement et la fatigue, et même à réduire les risques de blessure.

Pourtant, nombreux sont les sportifs, amateurs ou confirmés, qui négligent cet aspect fondamental de leur entraînement. Ils se concentrent sur leur foulée, leur technique ou leur vitesse, mais oublient de prêter attention à leur souffle.

Ou alors, ils respirent de façon inadaptée, superficielle ou saccadée, limitant ainsi leur potentiel et s'exposant à des troubles respiratoires. Dans ce chapitre, nous allons explorer le lien fascinant entre respiration et activité physique, en nous concentrant sur trois disciplines populaires : la course à pied, la marche et la natation.

Vous découvrirez comment optimiser votre respiration pour chaque activité, afin d'améliorer vos performances, votre confort et votre plaisir. Vous apprendrez aussi des exercices spécifiques pour renforcer vos muscles respiratoires et développer une respiration plus efficace au quotidien.

Alors, enfilez vos baskets ou votre maillot, et plongez avec nous dans l'univers passionnant de la respiration sportive !

La respiration en course à pied : trouver son rythme

La course à pied est une activité physique complète qui sollicite l'ensemble de notre corps, et en particulier notre système cardio-respiratoire. Lorsque nous courons, nos muscles ont besoin d'un apport accru en oxygène pour produire l'énergie nécessaire à l'effort.

C'est là qu'intervient notre respiration, qui doit s'adapter pour répondre à cette demande. Mais comment bien respirer quand on court ? La clé est de trouver un rythme respiratoire en phase avec notre foulée et notre intensité d'effort.

Une respiration trop rapide ou trop superficielle peut nous essouffler prématurément, tandis qu'une respiration trop lente ou forcée peut créer des tensions et nous fatiguer. Voici quelques conseils pour optimiser votre respiration en course à pied :

Adoptez une respiration nasale ou naso-buccale

Privilégiez une inspiration par le nez et une expiration par la bouche, ou bien une inspiration et une expiration naso-buccales (par le nez et la bouche simultanément).

Ces modes de respiration permettent de mieux filtrer, humidifier et réchauffer l'air, tout en favorisant une respiration plus profonde et régulière. Évitez de respirer uniquement par la bouche, sauf lors de sprints ou d'efforts très intenses.

La respiration buccale a tendance à être plus superficielle et saccadée, et peut assécher vos voies respiratoires.

Synchronisez votre respiration avec votre foulée

Essayez de caler votre respiration sur le rythme de vos pas. Un bon point de départ est d'inspirer sur 3 foulées et d'expirer sur 2 foulées (rythme 3/2). Ainsi, vous alternez le pied d'appui à chaque cycle respiratoire, ce qui limite les tensions d'un seul côté du corps. Adaptez ensuite ce ratio en fonction de votre allure et de vos sensations.

Vous pouvez passer à un rythme 2/1 pour les allures modérées, ou 4/3 pour les allures plus soutenues. L'essentiel est de trouver une cadence qui vous convienne et que vous pouvez maintenir dans la durée.

Respirez avec votre diaphragme

Concentrez-vous sur une respiration abdominale, en gonflant votre ventre à l'inspiration et en le rentrant à l'expiration. Cette respiration profonde permet de bien ventiler la base de vos poumons et de détendre votre cage thoracique.

Évitez de lever vos épaules lorsque vous inspirez, ce qui est signe d'une respiration thoracique superficielle. Gardez vos épaules basses et détendues, et laissez votre ventre se soulever naturellement.

Expirez complètement

Veillez à bien vider vos poumons à chaque expiration, sans pour autant forcer. Une expiration complète permet d'évacuer pleinement le CO_2 et de faire de la place pour l'inspiration suivante. Vous pouvez accentuer légèrement votre expiration en contractant vos abdominaux, surtout en fin de séance ou lors d'accélérations. Cela aide à chasser l'air résiduel et à relancer le cycle respiratoire.

Restez détendu et concentré

Gardez votre mâchoire et vos muscles faciaux détendus pendant que vous respirez. Évitez de serrer les dents ou de crisper votre visage, ce qui peut créer des tensions inutiles.

Concentrez-vous sur votre respiration et sur les sensations qu'elle procure. Essayez de maintenir un rythme régulier et fluide, même lorsque l'effort s'intensifie. Si vous sentez une gêne ou un essoufflement, n'hésitez pas à ralentir ou à marcher quelques instants pour retrouver votre souffle.

En intégrant progressivement ces principes dans vos sorties, vous développerez une respiration plus efficace et confortable en course à pied. Vous pourrez ainsi courir plus longtemps, plus vite et avec plus de plaisir, tout en réduisant les risques de fatigue ou de point de côté.

N'hésitez pas à expérimenter différents rythmes et techniques respiratoires lors de vos entraînements, pour trouver ce qui vous convient le mieux. Et surtout, soyez à l'écoute de votre corps et de vos sensations. Votre respiration est votre meilleure alliée pour progresser en course à pied !

La respiration en marche : un pas vers le bien-être

La marche est souvent considérée comme une activité physique douce et accessible à tous. Pourtant, elle sollicite elle aussi notre système respiratoire, bien que de façon moins intense que la course à pied.

Une respiration consciente et adaptée pendant la marche peut nous aider à mieux oxygéner notre corps, à réduire le stress et même à améliorer notre posture. Voici quelques conseils pour faire de votre respiration votre alliée lors de vos marches :

Respirez par le nez

Privilégiez une respiration nasale pendant la marche, sauf si vous montez une côte raide ou si vous marchez d'un pas très soutenu. La respiration nasale permet de mieux filtrer et conditionner l'air, tout en favorisant une respiration plus profonde et régulière.

Inspirez et expirez lentement par le nez, en gardant vos lèvres légèrement entrouvertes si besoin. Essayez de respirer silencieusement, sans forcer ni bloquer votre souffle.

Synchronisez votre respiration avec vos pas

Comme pour la course à pied, vous pouvez caler votre respiration sur le rythme de vos pas. Un bon point de départ est d'inspirer sur 3 ou 4 pas, puis d'expirer sur 3 ou 4 pas.

Ce rythme régulier aide à stabiliser votre fréquence cardiaque et à vous détendre. Vous pouvez l'ajuster en fonction de votre allure et de la pente du terrain : inspirez plus longtemps dans les montées, et expirez plus longtemps dans les descentes.

Respirez avec tout votre corps

Impliquez l'ensemble de votre corps dans votre respiration. Imaginez que vous inspirez non seulement par votre nez, mais aussi par vos pieds en contact avec le sol, et que vous expirez par le sommet de votre crâne.

Cette visualisation vous aidera à ressentir votre respiration comme un mouvement global, fluide et harmonieux. Elle favorise aussi une posture plus droite et alignée, en évitant les tensions dans le haut du corps.

Faites des pauses respiratoires

Pendant votre marche, accordez-vous quelques pauses pour respirer plus profondément et consciemment. Par exemple, toutes les 10 minutes, arrêtez-vous quelques instants et prenez 3 à 5 grandes respirations abdominales.

Inspirez lentement en gonflant votre ventre, puis votre cage thoracique. Marquez une courte pause poumons pleins, puis expirez doucement en rentrant votre ventre. Ces respirations profondes vous aideront à relâcher les tensions accumulées et à vous recentrer.

Respirez avec la nature

Si vous marchez en extérieur, profitez-en pour vous connecter à la nature environnante par votre respiration. Sentez l'air frais et vivifiant qui entre dans vos narines, imaginez les arbres qui vous entourent en train de respirer avec vous.

Cette connexion respiratoire avec les éléments naturels amplifie les bienfaits relaxants et ressourçant de la marche. Elle vous aide à vous sentir plus présent, plus ancré et plus en harmonie avec le vivant.

En pratiquant régulièrement ces techniques respiratoires pendant vos marches, vous transformerez cette activité simple en une véritable séance de bien-être et de vitalité. Votre respiration deviendra votre compagne de route, vous aidant à mieux gérer votre effort, vos émotions et votre posture.

Alors, la prochaine fois que vous irez marcher, pensez à emporter avec vous votre souffle conscient et bienveillant. Laissez-le vous guider vers plus de présence, de fluidité et de joie à chaque pas. Et savourez cet instant précieux de connexion avec vous-même et avec la nature qui vous entoure.

La respiration en natation : l'art de l'apnée rythmée

La natation est un sport complet qui sollicite l'ensemble des muscles du corps, tout en offrant une agréable sensation de légèreté et de glisse. Mais c'est aussi une activité qui demande une grande maîtrise de sa respiration, puisque le visage est immergé une grande partie du temps. Apprendre à bien respirer en natation est donc essentiel pour nager avec aisance, efficacité et plaisir. Voici quelques conseils pour développer une respiration adaptée à la natation :

Expirez dans l'eau

Contrairement à la course à pied ou à la marche, où l'on inspire et expire dans l'air, en natation on inspire hors de l'eau et on expire sous l'eau. C'est le principe de base de la respiration aquatique.

Lorsque votre visage est immergé, videz progressivement vos poumons en soufflant par la bouche et/ou par le nez. Cela vous évitera d'avoir à expirer brutalement au moment de reprendre votre inspiration.

Inspirez rapidement et profondément

Lorsque vous sortez la tête de l'eau pour inspirer, faites-le rapidement et intensément par la bouche. Ouvrez bien vos lèvres et aspirez l'air comme si vous vouliez gonfler un ballon d'un seul coup.

Cette inspiration brève mais profonde vous permettra de faire un maximum de réserve d'air pour la phase d'immersion suivante. Elle doit être sonore et puissante, sans pour autant être forcée.

Coordonnez votre respiration avec vos mouvements

En natation, la respiration est étroitement liée aux mouvements des bras et à la rotation de la tête. Dans les nages alternées comme le crawl ou le dos crawlé, on inspire généralement tous les 3 mouvements de bras (tous les 2 pour le papillon).

Anticipez votre inspiration en tournant légèrement la tête du côté opposé au bras qui sort de l'eau. Inspirez rapidement lorsque votre bouche émerge, puis replacez votre visage dans l'eau pour expirer pendant les tractions suivantes.

Restez détendu et concentré

Comme pour les autres activités physiques, il est important de rester détendu et concentré pendant que vous respirez en natation. Évitez de crisper votre mâchoire, votre cou ou vos épaules lorsque vous inspirez. Gardez un visage aussi neutre et relâché que possible, en laissant l'air entrer et sortir naturellement. Concentrez-vous sur le rythme fluide de votre respiration et sur les sensations de glisse qu'elle vous procure.

Variez votre rythme respiratoire

Au fur et à mesure que vous progressez en natation, essayez de varier votre rythme respiratoire en fonction de votre allure et de vos objectifs. Par exemple, vous pouvez inspirer tous les 5 ou 7 mouvements de bras pour travailler votre aisance aquatique et votre gestion de l'effort.

Vous pouvez aussi pratiquer des exercices spécifiques de contrôle respiratoire, comme la coulée ventrale ou dorsale avec expiration prolongée, ou les répétitions de 25m avec un nombre d'inspirations limité.

En intégrant ces différentes techniques dans vos séances de natation, vous développerez progressivement une respiration plus efficace, économique et adaptée au milieu aquatique. Vous gagnerez en confiance, en endurance et en vitesse, tout en préservant votre énergie et votre confort.

N'oubliez pas que la respiration en natation est un art qui se perfectionne avec la pratique et la patience. Soyez à l'écoute de vos sensations et n'hésitez pas à demander conseil à un entraîneur ou à un moniteur pour corriger d'éventuels défauts.

Et surtout, prenez plaisir à jouer avec votre souffle dans l'eau, à expérimenter différents rythmes et à vous laisser porter par cette respiration fluide et apaisante.

Car la natation, c'est aussi une merveilleuse façon de se reconnecter à son corps, à son intériorité et à l'élément aquatique qui nous entoure. Alors, inspirez, glissez, et savourez chaque instant de cette danse aquatique !

Des exercices pour intégrer la respiration consciente à l'activité physique

Maintenant que nous avons vu l'importance de la respiration dans différentes activités physiques, place à la pratique ! Voici quelques exercices simples pour vous aider à intégrer la respiration consciente lors de vos séances de course à pied, de marche ou de natation.

La respiration abdominale avant l'effort

Avant de commencer votre activité, prenez quelques minutes pour vous centrer et vous connecter à votre respiration. La respiration abdominale est un excellent moyen de vous détendre, d'oxygéner votre corps et de vous préparer mentalement à l'effort.

- Debout ou assis, placez une main sur votre ventre et l'autre sur votre poitrine.

- Inspirez lentement et profondément par le nez, en gonflant d'abord le ventre puis la poitrine.

- Expirez doucement par la bouche, en laissant le ventre et la poitrine se dégonfler naturellement.

- Continuez pendant 5 à 10 respirations, en essayant de ralentir et d'approfondir progressivement votre souffle.

Cet exercice vous permettra de partir détendu et concentré, avec une bonne oxygénation de base pour votre effort à venir.

La respiration rythmée pendant l'effort

Pendant votre activité, essayez de synchroniser votre respiration avec vos mouvements. Que ce soit avec vos pas en course à pied et en marche, ou avec vos mouvements de bras en natation, trouver un rythme respiratoire régulier vous aidera à optimiser votre effort et à prévenir l'essoufflement.

- En course à pied, vous pouvez commencer par un rythme de 3 pas en inspiration, 2 pas en expiration. Adaptez ensuite selon votre confort et votre allure.

- En marche rapide, inspirez sur 3 à 4 pas et expirez sur 3 à 4 pas. Trouvez votre propre cadence.

- En natation, le rythme dépendra de votre niveau et de votre style. Essayez d'expirer complètement sous l'eau, et d'inspirer rapidement lorsque votre bouche sort de l'eau.

L'essentiel est de maintenir une respiration fluide et régulière, sans bloquer votre souffle. Si vous êtes essoufflé, n'hésitez pas à ralentir ou à faire une pause pour retrouver un rythme confortable.

La respiration consciente lors des pauses

Pendant vos pauses ou à la fin de votre séance, prenez quelques instants pour respirer consciemment. C'est l'occasion de réoxygéner votre corps, d'éliminer le CO2 accumulé et de favoriser la récupération.

Vous pouvez pratiquer la respiration abdominale comme avant l'effort, en portant votre attention sur les sensations de détente et de bien-être qu'elle procure. Observez comme votre rythme cardiaque et votre respiration se calment progressivement.

Vous pouvez aussi faire quelques respirations profondes suivies de soupirs d'expiration, pour relâcher les tensions accumulées. Imaginez que chaque expiration évacue la fatigue et les toxines, et que chaque inspiration vous remplit d'énergie nouvelle.

Ces moments de respiration consciente sont précieux pour intégrer les bienfaits de votre activité physique, et pour faire le lien entre votre corps et votre esprit. Ils vous aident à développer une relation plus intime et plus bienveillante avec vous-même.

Conclusion

La respiration est au cœur de toute activité physique. Que nous courions, marchions ou nagions, notre souffle est notre principal allié pour optimiser notre performance, notre confort et notre plaisir.

En intégrant la respiration consciente à nos séances, nous apprenons à mieux gérer notre effort, à prévenir l'essoufflement et la fatigue, et à favoriser notre récupération.

Mais au-delà de ces bénéfices physiologiques, la respiration consciente apporte aussi une dimension de présence et de connexion à soi dans notre pratique sportive.

En portant notre attention sur notre souffle, nous développons notre capacité à être pleinement engagés dans ce que nous faisons, à écouter les messages de notre corps, à savourer l'instant présent.

Alors, la prochaine fois que vous chausserez vos baskets ou votre maillot de bain, n'oubliez pas d'emporter avec vous votre plus fidèle compagnon : votre respiration.

Laissez-là vous guider, vous porter, vous inspirer tout au long de votre séance. Et savourez cette merveilleuse alchimie entre le souffle et le mouvement, qui fait de chaque pas, de chaque brassée, une célébration de la vie et de votre être profond.

Partie IV : Respiration et gestion du stress

Le stress est devenu l'un des plus grands fléaux de notre époque. Omniprésent dans nos vies trépidantes, il met à rude épreuve notre équilibre physique et mental, et affaiblit insidieusement nos défenses immunitaires.

Face à ce défi majeur, la respiration consciente s'impose comme un outil précieux et accessible à tous. Dans cette quatrième partie, nous explorerons en profondeur le lien fascinant entre stress, respiration et immunité.

Vous découvrirez comment le stress chronique perturbe notre système immunitaire, et comment, à l'inverse, une respiration maîtrisée peut devenir notre meilleure alliée anti-stress.

Des exercices de respiration à faire n'importe où aux bienfaits de la méditation en passant par la gestion des émotions, vous apprendrez une multitude de techniques pour faire de votre souffle un véritable bouclier contre le stress.

Nous verrons aussi comment transmettre ces outils précieux à vos enfants, pour les aider à grandir sereinement dans un monde sous pression. Alors, prêts à transformer votre respiration en une arme de paix massive ? Inspirez, expirez, et tournez la page : la sérénité est à portée de souffle !

Chapitre 16 : Le lien entre stress, respiration et immunité

De nos jours, le stress représente l'un des plus grands défis à affronter. Répandu dans nos existences frénétiques, il met gravement à mal notre équilibre physique et mental, tout en affaiblissant insidieusement nos défenses immunitaires.

Pourtant, nous avons à notre disposition un outil puissant pour contrer ses effets délétères : notre respiration. En comprenant les mécanismes qui lient stress, respiration et immunité, nous pouvons apprendre à utiliser notre souffle comme un véritable bouclier anti-stress et un allié de notre santé.

Le stress, cet ennemi silencieux de notre immunité

Le stress est une réaction naturelle et nécessaire de notre organisme face à une situation perçue comme menaçante ou déstabilisante. Lorsqu'il est ponctuel et bien géré, il peut même être bénéfique, nous donnant l'énergie et la concentration nécessaires pour faire face à un défi.

Mais quand il devient chronique, c'est-à-dire constant et prolongé, il se transforme en un véritable ennemi intérieur qui mine notre santé et notre immunité. En effet, le stress chronique déclenche une cascade de réactions physiologiques qui, à long terme, épuisent nos défenses naturelles. Lorsque nous sommes stressés, notre corps sécrète des hormones comme le cortisol et l'adrénaline, qui mettent notre organisme en état d'alerte.

Notre rythme cardiaque s'accélère, notre pression artérielle augmente, notre respiration devient plus rapide et superficielle. Cette réaction, appelée "fight or flight" (combattre ou fuir), est un héritage de notre passé évolutif, qui nous permettait de réagir rapidement face à un danger immédiat.

Mais dans notre monde moderne, les sources de stress sont souvent psychologiques et persistantes : surcharge de travail, conflits relationnels, incertitudes financières... Notre corps reste alors en état d'alerte prolongé, sans possibilité de retour à l'équilibre.

C'est là que le stress chronique commence à affaiblir notre système immunitaire. Les hormones du stress, notamment le cortisol, ont en effet un impact direct sur nos défenses immunitaires. Elles réduisent la production et l'activité de plusieurs cellules clés de notre immunité, comme les lymphocytes T et les cellules tueuses naturelles (NK).

Ces globules blancs spécialisés sont notre première ligne de défense contre les virus, les bactéries et les cellules cancéreuses. En les mettant en sourdine, le stress chronique nous rend plus vulnérables aux infections et aux maladies. De plus, le stress chronique crée un état d'inflammation de bas grade dans notre corps.

L'inflammation est une réaction naturelle de notre système immunitaire pour nous défendre contre les agresseurs. Mais quand elle devient chronique, elle peut endommager nos tissus et contribuer au développement de nombreuses pathologies, comme les maladies cardiovasculaires, le diabète, les troubles digestifs ou encore les dépressions.

Ainsi, en perturbant l'équilibre de notre système immunitaire et en entretenant une inflammation silencieuse, le stress chronique nous fragilise de l'intérieur.

Il crée un terrain propice aux infections à répétition, aux maladies auto-immunes, aux allergies et même à certains cancers. Il est donc crucial d'apprendre à le gérer et à en atténuer les effets néfastes. C'est là que notre respiration entre en jeu.

La respiration, une alliée puissante face au stress

Notre respiration est intimement liée à notre état de stress. Lorsque nous sommes stressés, notre respiration devient rapide, courte et superficielle. Nous mobilisons surtout le haut de notre cage thoracique, sans utiliser pleinement notre diaphragme, le muscle principal de la respiration. Cette façon de respirer entretient l'état de tension et d'alerte dans lequel nous met le stress.

À l'inverse, une respiration profonde, lente et régulière est un signal de calme et de sécurité pour notre corps. En respirant avec notre diaphragme, nous permettons à nos poumons de se remplir entièrement d'air, jusqu'aux alvéoles les plus profondes.

Cette respiration abdominale, aussi appelée respiration diaphragmatique, est notre respiration naturelle, celle que nous avions lorsque nous étions bébés et que nous avons trop souvent perdue en grandissant.

La respiration abdominale a un effet apaisant immédiat sur notre système nerveux. Elle active le système nerveux parasympathique, responsable de la réponse "rest and digest" (repos et digestion).

Cette branche de notre système nerveux autonome favorise la détente, la récupération et la régénération de l'organisme. Elle ralentit le rythme cardiaque, fait baisser la pression artérielle, détend les muscles et stimule les fonctions digestives et immunitaires.

En pratiquant régulièrement la respiration abdominale, nous apprenons à induire cet état de relaxation profonde, qui contrebalance les effets du stress chronique. Nous donnons à notre corps et à notre esprit un espace de calme et de régénération, où nos défenses immunitaires peuvent se renforcer.

Mais la respiration abdominale n'est pas la seule technique respiratoire efficace contre le stress. La cohérence cardiaque, par exemple, est une méthode de plus en plus reconnue pour ses effets apaisants et régulateurs.

Elle consiste à synchroniser notre respiration avec notre rythme cardiaque, en inspirant et en expirant pendant un temps égal, généralement 5 secondes. Cette respiration régulière et profonde stimule le nerf vague, qui fait le lien entre notre cœur, nos poumons et notre cerveau, et qui joue un rôle clé dans la réduction du stress et de l'inflammation.

D'autres techniques issues du yoga, comme le pranayama (contrôle du souffle), offrent une grande variété d'exercices respiratoires pour agir sur notre état physique et mental.

Des respirations énergisantes comme le kapalabhati (respiration du feu) aux respirations apaisantes comme le nadi shodhana (respiration alternée), en passant par les respirations équilibrantes comme le sama vritti (respiration carrée), le yoga nous propose une véritable pharmacie respiratoire pour gérer notre stress.

L'essentiel est de pratiquer ces techniques de façon régulière et consciente, en portant notre attention sur les sensations de notre souffle et de notre corps. Plus nous les intégrons dans notre quotidien, plus nous développons notre capacité à réguler notre stress et à préserver notre immunité.

Le lien entre respiration, stress et immunité

En agissant sur notre niveau de stress, la respiration influence donc indirectement notre immunité. Mais ce n'est pas son seul mode d'action. La façon dont nous respirons a aussi un impact direct sur nos défenses immunitaires.

Tout d'abord, une respiration profonde et consciente permet une meilleure oxygénation de notre corps. Or, nos cellules immunitaires ont un grand besoin d'oxygène pour fonctionner efficacement.

Les globules blancs, en particulier, utilisent l'oxygène pour produire des molécules antimicrobiennes, comme les espèces réactives de l'oxygène (ROS), qui détruisent les agents pathogènes.

Une bonne oxygénation est aussi essentielle pour la circulation et l'activité de nos lymphocytes, ces soldats de notre immunité qui patrouillent dans notre corps à la recherche d'intrus. Ensuite, la respiration joue un rôle clé dans la circulation de la lymphe.

La lymphe est un liquide biologique qui transporte nos cellules immunitaires et qui draine les toxines et les débris cellulaires de nos tissus. Contrairement à la circulation sanguine, la circulation lymphatique n'a pas de pompe centrale comme le cœur.

Elle dépend principalement de nos mouvements et de notre respiration. Chaque inspiration et chaque expiration créent un effet de pompage qui fait circuler la lymphe à travers notre corps, un peu comme une éponge que l'on presserait et relâcherait.

Une respiration ample et régulière favorise donc une bonne circulation lymphatique, essentielle pour le bon fonctionnement de notre système immunitaire. Enfin, la respiration influence notre microbiote, cet écosystème de milliards de micro-organismes qui vivent en symbiose avec nous et qui jouent un rôle crucial dans notre immunité.

Nous avons tous entendu parler de l'importance du microbiote intestinal, mais saviez-vous que nous avons aussi un microbiote respiratoire ? Présent dans nos voies aériennes supérieures et inférieures, il agit comme une barrière protectrice contre les agents pathogènes inhalés.

Or, la façon dont nous respirons influence directement la composition et la diversité de ce microbiote respiratoire. Une respiration nasale, lente et profonde favorise une bonne humidification et filtration de l'air, et maintient l'équilibre de notre flore microbienne.

À l'inverse, une respiration buccale, rapide et superficielle dessèche nos muqueuses et peut perturber notre écosystème respiratoire, ouvrant la porte aux infections.

Ainsi, en respirant de façon consciente et physiologique, nous agissons à plusieurs niveaux sur notre immunité : nous réduisons notre niveau de stress, nous oxygénons nos cellules immunitaires, nous stimulons notre circulation lymphatique et nous préservons notre microbiote respiratoire.

La respiration apparaît donc comme un véritable pilier de notre santé immunitaire, au même titre qu'une alimentation saine, une activité physique régulière ou un sommeil de qualité.

Intégrer la respiration consciente dans notre hygiène de vie

Pour faire de notre respiration une alliée de notre immunité, il est essentiel de l'intégrer dans notre hygiène de vie quotidienne. Cela ne signifie pas de passer des heures à effectuer des exercices respiratoires, mais plutôt de développer une attention et une pratique régulière de la respiration consciente. Voici quelques pistes simples pour faire de votre respiration un réflexe santé :

- Commencez votre journée par quelques minutes de respiration abdominale ou de cohérence cardiaque. Encore au lit ou assise au bord de votre lit, prenez le temps de vous connecter à votre souffle et de vous offrir un moment de calme et de centrage avant de démarrer votre journée.

- Pendant vos activités quotidiennes, que ce soit au travail, dans les transports ou en faisant vos courses, prenez régulièrement conscience de votre respiration. Est-elle rapide et superficielle, ou lente et profonde ? Si vous sentez une tension ou un stress monter, faites quelques respirations abdominales pour vous apaiser.

- Avant les repas, prenez quelques grandes inspirations et expirations par le nez. Cela vous aidera à vous mettre en état de "rest and digest", favorable à une bonne digestion et assimilation des nutriments.

- Au coucher, offrez-vous une petite séance de respiration consciente pour relâcher les tensions de la journée et préparer un sommeil réparateur. Vous pouvez pratiquer la respiration abdominale allongée, en posant une main sur votre ventre et l'autre sur votre cœur.

- Intégrez des exercices de respiration dans votre pratique sportive ou de yoga. La respiration consciente amplifie les bienfaits de l'activité physique sur votre santé et votre immunité.

- Lorsque vous sentez un stress ou une émotion négative monter, utilisez votre respiration comme un ancrage. Concentrez-vous sur votre souffle, ralentissez et approfondissez-le. Observez comment cela modifie votre état intérieur.

- Cultivez la respiration nasale tout au long de la journée. Respirez par le nez autant que possible, que ce soit au repos ou pendant l'effort. Cela favorisera une bonne oxygénation, une filtration efficace de l'air et un maintien de l'humidité de vos muqueuses.

En intégrant progressivement ces petites attentions respiratoires dans votre quotidien, vous développerez une véritable hygiène respiratoire, aussi naturelle que de vous brosser les dents ou de vous laver les mains.

Vous ferez de votre respiration une habitude santé, un geste de prévention et de renforcement de votre immunité. Et n'oubliez pas que la respiration consciente est aussi un formidable outil de connaissance de soi et de présence au monde.

En vous reconnectant à votre souffle, vous vous reconnectez à l'instant présent, à ce qui est vivant en vous et autour de vous. Vous développez votre capacité à accueillir ce qui est là, à faire face aux défis avec calme et clarté.

Alors, inspirez... et expirez. Et laissez votre respiration vous guider vers une immunité plus forte et une vie plus sereine.

Conclusion

Le stress, la respiration et l'immunité sont intimement liés. Le stress chronique, si répandu dans nos vies modernes, est un véritable ennemi de notre système immunitaire.

En maintenant notre corps dans un état d'alerte permanent, il perturbe l'équilibre délicat de nos défenses, nous rendant plus vulnérables aux infections, aux maladies auto-immunes et même à certains cancers.

Mais nous avons à notre disposition un outil puissant pour contrer les effets délétères du stress : notre respiration. En pratiquant régulièrement des techniques de respiration consciente comme la cohérence cardiaque, la respiration abdominale ou les exercices de pranayama, nous pouvons réguler notre réponse au stress, apaiser notre système nerveux et renforcer notre immunité.

La respiration agit à plusieurs niveaux pour soutenir nos défenses naturelles. Elle permet une meilleure oxygénation de nos cellules immunitaires, stimule notre circulation lymphatique, régule l'inflammation et préserve l'équilibre de notre microbiote.

Autant de mécanismes qui, jour après jour, renforcent notre résilience face aux agressions extérieures. Alors, face au stress, inspirons profondément. Chaque respiration consciente est un pas vers une immunité plus forte, une santé plus solide.

Chaque expiration est une invitation à relâcher les tensions, à cultiver le calme intérieur. En faisant de notre souffle notre allié, nous posons les bases d'une vie plus sereine et plus épanouie, en harmonie avec nous-mêmes et avec le monde qui nous entoure.

N'oubliez pas, votre respiration est votre plus fidèle compagne de route. À chaque instant, elle est là, prête à vous aider, à vous réconforter, à vous fortifier. Alors, respirez, tout simplement. Et laissez la magie de cet acte ancestral opérer en vous, pour votre bien-être et celui de votre précieux système immunitaire.

Chapitre 17 : La respiration anti-stress

Le stress est devenu un compagnon indésirable mais omniprésent dans nos vies modernes. Qu'il soit lié au travail, aux relations, aux finances ou simplement au rythme effréné de notre quotidien, il peut rapidement nous submerger et affecter notre bien-être physique et mental.

Heureusement, nous avons à notre disposition un outil puissant et toujours disponible pour faire face à ces tensions : notre respiration. En effet, la façon dont nous respirons est étroitement liée à notre état de stress. Lorsque nous sommes tendus ou anxieux, notre respiration devient rapide, superficielle et irrégulière.

À l'inverse, une respiration profonde, lente et régulière est un signe de calme et de détente. Mais le lien entre respiration et stress n'est pas à sens unique : de même que notre état émotionnel influence notre souffle, notre souffle peut influencer notre état émotionnel.

C'est là tout l'intérêt des techniques de respiration anti-stress. En apprenant à contrôler et à ralentir notre respiration, nous pouvons induire un état de relaxation profonde, apaiser notre système nerveux et retrouver un équilibre intérieur.

Et le meilleur, c'est que ces exercices peuvent se pratiquer n'importe où et n'importe quand : au bureau, dans les transports, avant un examen ou une réunion importante, ou simplement chez soi après une journée chargée.

Dans ce chapitre, nous allons explorer ensemble quelques-unes des techniques de respiration anti-stress les plus efficaces et les plus accessibles. Que vous soyez débutant ou déjà familier avec la respiration consciente, vous y trouverez des outils précieux pour cultiver votre résilience face au stress et préserver votre bien-être au quotidien.

Alors, prêts à transformer votre souffle en un allié anti-stress ? C'est parti !

La respiration abdominale : la base de la relaxation

La respiration abdominale, aussi appelée respiration diaphragmatique ou ventrale, est souvent considérée comme la "respiration de la relaxation". C'est la façon dont nous respirons naturellement lorsque nous sommes détendus, par exemple pendant le sommeil.

Malheureusement, le stress et les habitudes de vie sédentaires nous amènent souvent à adopter une respiration plus superficielle et thoracique, qui entretient les tensions. La clé de la respiration abdominale est de laisser le ventre se gonfler à l'inspiration et se dégonfler à l'expiration, en mobilisant pleinement le diaphragme (le muscle principal de la respiration).

Cela permet une oxygénation optimale de l'organisme et envoie un message de détente au système nerveux. Voici comment pratiquer la respiration abdominale en position assise ou allongée :

- Assis confortablement sur une chaise ou allongé sur le dos, placez une main sur votre ventre et l'autre sur votre poitrine.

- Fermez les yeux et portez votre attention sur votre respiration, sans chercher à la modifier pour le moment. Observez simplement le mouvement naturel de votre souffle.

- Commencez à inspirer lentement et profondément par le nez, en gonflant d'abord le ventre (vous sentez votre main se soulever), puis la poitrine.

- Expirez doucement par la bouche, en laissant le ventre se dégonfler (votre main redescend), puis la poitrine. Vous pouvez imaginer que vous soufflez sur une bougie sans l'éteindre.

- Continuez à respirer ainsi pendant quelques minutes, en essayant de maintenir un rythme lent et régulier. Si votre esprit s'égare, ramenez-le doucement à la sensation de votre souffle.

Avec un peu de pratique, la respiration abdominale deviendra un réflexe que vous pourrez mobiliser dès que vous sentez le stress monter.

C'est un excellent outil pour prévenir ou calmer les réactions de stress aigu, comme avant de prendre la parole en public ou lors d'un embouteillage.

Mais c'est aussi une pratique à cultiver au quotidien, pour réduire votre niveau de stress chronique et renforcer votre résilience.

La cohérence cardiaque : synchroniser cœur et respiration

La cohérence cardiaque est une technique de respiration rythmée qui permet de synchroniser notre rythme cardiaque avec notre rythme respiratoire. Lorsque ces deux rythmes sont en phase, notre organisme entre dans un état de cohérence physiologique, caractérisé par un fonctionnement optimal du système nerveux autonome.

Cet état de cohérence a de multiples bénéfices pour notre santé et notre bien-être : il réduit le niveau de stress, régule la pression artérielle, booste le système immunitaire et favorise un sentiment de calme et de clarté mentale.

Des études ont même montré que la pratique régulière de la cohérence cardiaque pouvait aider à réduire les symptômes d'anxiété et de dépression. Le principe de base de la cohérence cardiaque est de respirer à un rythme régulier de 6 respirations par minute, soit 5 secondes d'inspiration et 5 secondes d'expiration. Voici comment procéder :

- Asseyez-vous confortablement, le dos droit mais détendu. Fermez les yeux si vous le souhaitez.

- Placez votre attention sur votre cœur et imaginez que vous respirez à travers lui.

- Inspirez lentement et profondément par le nez en comptant jusqu'à 5 dans votre tête.

- Expirez doucement par la bouche en comptant jusqu'à 5.

- Continuez ce cycle respiratoire pendant 3 à 5 minutes, en essayant de maintenir un rythme régulier et fluide.

Pour vous aider à maintenir le rythme, vous pouvez utiliser une application de cohérence cardiaque ou visualiser une vague qui monte et descend au rythme de votre souffle.

L'essentiel est de pratiquer cet exercice au moins deux fois par jour, idéalement le matin au réveil et le soir avant de vous coucher. Avec une pratique régulière, vous pourrez rapidement ressentir les effets apaisants et revitalisants de la cohérence cardiaque.

La respiration alternée : équilibrer les énergies

La respiration alternée, aussi appelée Nadi Shodhana en sanskrit, est une technique issue du yoga qui consiste à inspirer et expirer alternativement par chaque narine. Selon la tradition yogique, cette pratique permet d'équilibrer les énergies subtiles du corps, de clarifier le mental et d'induire un état de relaxation profonde.

D'un point de vue physiologique, la respiration alternée a un effet régulateur sur le système nerveux autonome. En alternant stimulation et relaxation des voies nasales, elle permet d'équilibrer les influences sympathiques (activation) et parasympathiques (détente). Elle favorise également une respiration plus lente et profonde, oxygénant pleinement le corps et apaisant le mental. Voici comment pratiquer la respiration alternée :

- Asseyez-vous confortablement en position du lotus ou sur une chaise, le dos droit mais détendu.

- Placez votre main droite devant votre visage. Avec le pouce droit, fermez la narine droite et inspirez lentement et profondément par la narine gauche.

- Fermez la narine gauche avec l'annulaire et le majeur droit, relâchez le pouce et expirez doucement par la narine droite.

- Inspirez par la narine droite, puis fermez-la avec le pouce, relâchez les autres doigts et expirez par la narine gauche.

Ceci constitue un cycle. Continuez pendant 5 à 10 minutes, en maintenant un rythme régulier et confortable.

Au début, vous pouvez maintenir chaque respiration pendant 2 à 3 secondes. Avec la pratique, vous pourrez allonger progressivement la durée des respirations jusqu'à 5 à 6 secondes.

L'essentiel est de ne jamais forcer et de respecter vos limites. Si vous ressentez un inconfort ou un essoufflement, revenez à un rythme plus naturel. La respiration alternée est particulièrement indiquée lorsque vous vous sentez stressé, confus ou fatigué.

Elle vous aidera à retrouver votre centre, à apaiser votre mental et à recharger vos batteries. C'est aussi une excellente préparation à la méditation ou à toute activité nécessitant calme et concentration.

La respiration carrée : un rythme apaisant

La respiration carrée, aussi appelée respiration en boîte ou Sama Vritti en sanskrit, est une technique de pranayama qui consiste à égaliser les quatre phases de la respiration : inspiration, rétention poumons pleins, expiration, rétention poumons vides.

Cette symétrie crée un rythme stable et régulier, qui apaise le système nerveux et induit un état de relaxation profonde. La respiration carrée est souvent utilisée comme outil de gestion du stress et de l'anxiété.

En se concentrant sur le décompte et les pauses entre chaque phase, l'esprit est moins enclin à se laisser emporter par les pensées négatives ou les ruminations.

La régularité du rythme respiratoire envoie également un message de sécurité et de stabilité au corps, favorisant le relâchement des tensions physiques et émotionnelles. Voici comment pratiquer la respiration carrée :

- Asseyez-vous confortablement, le dos droit mais détendu. Fermez les yeux si vous le souhaitez.

- Inspirez lentement et profondément par le nez en comptant jusqu'à 4 dans votre tête.

- Retenez votre souffle en comptant jusqu'à 4.

- Expirez doucement par la bouche en comptant jusqu'à 4.

- Restez les poumons vides en comptant jusqu'à 4.

- Recommencez ce cycle pendant 5 à 10 minutes, en essayant de maintenir un rythme régulier et fluide.

Si le décompte jusqu'à 4 vous semble trop court ou trop long, vous pouvez l'ajuster en fonction de votre capacité pulmonaire et de votre confort. L'essentiel est de maintenir l'égalité entre les quatre phases et de ne pas forcer.

Si vous ressentez un inconfort, revenez à un rythme plus naturel. La respiration carrée est un excellent outil pour calmer rapidement un pic de stress ou d'anxiété.

Vous pouvez la pratiquer dès que vous sentez la tension monter, que ce soit au travail, dans les transports ou à la maison. Avec une pratique régulière, elle peut également vous aider à développer une plus grande résilience face aux situations stressantes et à cultiver un état intérieur de calme et de stabilité.

La respiration du dragon : libérer les tensions

La respiration du dragon, aussi appelée respiration du feu ou Kapalabhati en sanskrit, est une technique de pranayama dynamique et énergisante.

Contrairement aux respirations précédentes qui visent à induire un état de relaxation, la respiration du dragon a pour but de libérer les tensions, de stimuler la circulation et de renforcer le système nerveux.

Le principe de la respiration du dragon est d'enchaîner des expirations puissantes et rapides, en contractant les muscles abdominaux, suivies d'inspirations passives. Ce mouvement de pompage abdominal crée une ventilation intense des poumons, éliminant l'air résiduel et les toxines accumulées.

Il stimule également le système digestif, renforce les muscles respiratoires et clarifie le mental. Voici comment pratiquer la respiration du dragon :

- Asseyez-vous confortablement, le dos droit mais détendu. Placez vos mains sur vos genoux, paumes vers le ciel.

- Prenez une grande inspiration par le nez, en gonflant le ventre.

- Expirez puissamment et rapidement par le nez, en contractant les muscles abdominaux vers l'intérieur et vers le haut. L'inspiration suivante se fait naturellement, sans effort.

- Continuez ce cycle d'expirations actives et d'inspirations passives pendant 30 secondes à 1 minute, en maintenant un rythme rapide mais confortable.

- Terminez par quelques respirations profondes et observez les sensations dans votre corps.

La respiration du dragon n'est pas recommandée en cas de grossesse, d'hypertension, de problèmes cardiaques ou de hernie hiatale. Si vous ressentez des vertiges ou une gêne quelconque, arrêtez immédiatement et revenez à une respiration normale.

Il est également important de ne pas pratiquer cet exercice le ventre plein. Lorsqu'elle est pratiquée avec précaution et régularité, la respiration du dragon peut être un excellent outil pour booster votre énergie, clarifier votre mental et libérer les tensions accumulées.

C'est particulièrement indiqué lorsque vous vous sentez fatigué, déprimé ou bloqué émotionnellement. Après quelques cycles de respiration du dragon, vous vous sentirez plus vivant, plus présent et plus à même de faire face aux défis du quotidien.

Intégrer la respiration anti-stress dans votre quotidien

Maintenant que vous avez découvert quelques-unes des principales techniques de respiration anti-stress, l'essentiel est de les intégrer dans votre routine quotidienne. Comme pour toute pratique de bien-être, la régularité est la clé du succès.

Même quelques minutes de respiration consciente chaque jour peuvent faire une grande différence sur votre niveau de stress et votre qualité de vie. Voici quelques conseils pour faire de la respiration anti-stress une habitude quotidienne :

- Choisissez un ou deux exercices qui vous conviennent et fixez-vous des moments précis pour les pratiquer, par exemple au réveil, à la pause déjeuner ou avant de vous coucher.

- Associez votre pratique respiratoire à une activité que vous faites déjà quotidiennement, comme boire votre café du matin ou prendre une douche. Cela vous aidera à vous en rappeler et à l'intégrer plus facilement dans votre routine.

- Créez-vous un environnement propice à la relaxation : un endroit calme, confortable, avec une lumière douce et éventuellement une musique apaisante ou des huiles essentielles.

- Soyez indulgent avec vous-même : il est normal que votre esprit s'égare ou que vous rencontriez des difficultés à maintenir le rythme au début. L'essentiel est de persévérer avec bienveillance et régularité.

La respiration dynamisante debout

Lorsque vous sentez votre énergie baisser en milieu de journée, rien de tel qu'un exercice de respiration dynamisante pour retrouver votre tonus. La respiration dynamisante debout combine respiration puissante et étirements, vous permettant de réveiller votre corps et votre esprit en quelques minutes seulement. Voici comment procéder :

- Debout derrière votre chaise, les pieds écartés à la largeur du bassin, prenez quelques instants pour vous enraciner dans le sol et étirer votre colonne vertébrale vers le ciel.

- Inspirez profondément par le nez en levant les bras au-dessus de votre tête, paumes jointes.

- Bloquez votre respiration quelques secondes en contractant tous vos muscles, des pieds jusqu'aux mains.

- Expirez puissamment par la bouche en laissant retomber vos bras le long du corps et en relâchant tous vos muscles d'un coup.

- Répétez ce cycle respiratoire pendant 1 à 3 minutes, en veillant à ne pas vous étourdir.

- Terminez par quelques respirations profondes, les mains posées sur le ventre, en observant l'énergie qui circule dans votre corps.

Cet exercice est idéal pour les moments de coup de pompe, mais aussi avant une réunion importante ou une tâche nécessitant une grande concentration. Il vous permet de retrouver rapidement votre tonus physique et mental, tout en apportant une bouffée d'oxygène salvatrice à vos cellules.

La marche respiratoire

La pause déjeuner est un moment propice pour pratiquer la respiration consciente, tout en faisant le plein d'énergie et de lumière naturelle.

Plutôt que de rester enfermé dans la salle de pause, profitez-en pour faire une courte marche respiratoire à l'extérieur, si possible dans un parc ou un espace vert proche de votre lieu de travail. Pendant votre marche, synchronisez votre respiration avec vos pas :

- Inspirez profondément par le nez pendant 4 pas

- Retenez votre souffle pendant 2 pas

- Expirez lentement par le nez ou la bouche pendant 6 pas

- Continuez ce rythme pendant 5 à 10 minutes, en adaptant le décompte à votre confort.

Portez votre attention sur les sensations dans votre corps, sur le contact de vos pieds avec le sol, sur les odeurs et les sons de la nature. Laissez le rythme régulier de votre respiration et de vos pas apaiser votre mental et recharger vos batteries.

Cette marche respiratoire combine les bienfaits de la cohérence cardiaque, de l'activité physique modérée et du contact avec la nature. C'est un moyen simple et efficace de réduire le stress, de stimuler votre créativité et de renforcer votre immunité, tout en prenant un vrai temps pour vous au milieu de votre journée de travail.

Créer un environnement de travail propice à une respiration saine

Au-delà des exercices respiratoires, il est important de créer un environnement de travail qui favorise une respiration saine et consciente au quotidien. Voici quelques pistes pour optimiser votre espace et vos habitudes :

Aérer régulièrement votre espace de travail

L'air intérieur est souvent bien plus pollué que l'air extérieur, notamment dans les bureaux climatisés où les fenêtres restent fermées. Pour renouveler l'oxygène et éliminer les polluants, pensez à aérer votre espace de travail plusieurs fois par jour, au moins 10 minutes à chaque fois. Si possible, créez un courant d'air en ouvrant fenêtres et portes opposées.

Apporter de la verdure

Les plantes sont de formidables alliées pour assainir l'air intérieur et créer une atmosphère apaisante, propice à la concentration et à la créativité. Certaines plantes comme le pothos, l'aloe vera ou le ficus sont particulièrement efficaces pour filtrer les polluants et réguler l'humidité ambiante.

N'hésitez pas à en placer quelques-unes autour de votre poste de travail, en veillant à les entretenir régulièrement.

Adopter une bonne posture assise

Une posture affaissée ou voûtée comprime les organes et entrave le bon fonctionnement du diaphragme, le muscle principal de la respiration. Pour favoriser une respiration ample et profonde, adoptez une posture assise droite et ouverte :

- Assis au fond de votre chaise, les pieds bien ancrés au sol

- Le dos droit mais pas rigide, en imaginant un fil qui vous étire vers le ciel depuis le sommet du crâne

- Les épaules détendues, loin des oreilles

- La tête dans le prolongement de la colonne, le menton légèrement rentré

N'hésitez pas à utiliser un coussin ou un support lombaire pour maintenir la courbure naturelle de votre dos. Et pensez à vous lever et à vous étirer régulièrement, au moins toutes les heures, pour relancer la circulation et détendre les tensions.

Respirer par le nez plutôt que par la bouche

Au bureau comme ailleurs, privilégiez la respiration nasale plutôt que la respiration buccale. Le nez est spécialement conçu pour filtrer, humidifier et réchauffer l'air avant son arrivée dans les poumons.

Il abrite aussi tout un écosystème de bactéries bénéfiques qui contribuent à notre immunité respiratoire. Si vous avez tendance à respirer par la bouche, par habitude ou à cause d'un nez bouché, réapprenez progressivement à respirer par le nez.

Vous pouvez vous aider en gardant une bouteille d'eau sur votre bureau pour vous hydrater régulièrement, en utilisant un spray nasal à l'eau de mer pour décongestionner vos muqueuses, ou en plaçant un post-it sur votre écran avec un petit rappel « respire par le nez ».

Conclusion

La respiration consciente est un formidable outil pour prendre soin de soi au travail et transformer son bureau en un espace de bien-être et de performance.

Que vous pratiquiez la cohérence cardiaque pour gérer votre stress, la respiration abdominale pour vous recentrer ou la respiration dynamisante pour retrouver votre énergie, l'essentiel est d'écouter vos besoins et de vous accorder des pauses respiratoires régulières.

En intégrant ces exercices simples et accessibles dans votre routine professionnelle, vous posez les bases d'une meilleure santé physique, mentale et émotionnelle. Vous renforcez votre immunité, votre résilience et votre capacité à faire face aux défis du quotidien avec calme et clarté.

Alors, n'attendez plus pour faire de votre respiration votre meilleure alliée au bureau. Inspirez profondément, et laissez votre souffle vous guider vers plus de sérénité, de vitalité et d'épanouissement dans votre vie professionnelle. Votre corps, votre esprit et votre productivité vous en seront reconnaissants !

Chapitre 18 : Respiration et méditation

La respiration et la méditation sont deux pratiques millénaires qui ont prouvé leurs bienfaits pour notre bien-être physique, mental et émotionnel. Mais saviez-vous qu'en les combinant, vous pouvez décupler leurs effets bénéfiques, notamment sur votre système immunitaire ?

Dans ce chapitre, nous allons explorer le lien fascinant entre respiration, méditation et immunité, et découvrir comment cette synergie peut vous aider à renforcer vos défenses naturelles, à gérer votre stress et à cultiver une santé globale optimale.

La méditation, un outil de transformation intérieure

La méditation est une pratique ancestrale qui consiste à porter son attention sur le moment présent, sans jugement et avec bienveillance. C'est un outil de développement personnel et de connaissance de soi, qui nous invite à observer nos pensées, nos émotions et nos sensations sans nous y identifier.

En cultivant cette présence attentive, nous apprenons à nous libérer du stress, des ruminations mentales et des schémas de pensée négatifs qui peuvent affecter notre santé et notre bien-être. Il existe de nombreuses formes de méditation, issues de différentes traditions spirituelles ou laïques.

On peut citer par exemple la méditation de pleine conscience (mindfulness), la méditation transcendantale, le zazen, la méditation guidée ou encore la méditation loving-kindness (bienveillance).

Chacune a ses spécificités, mais toutes partagent un objectif commun : nous aider à cultiver un état de conscience apaisé, lucide et connecté. Les bienfaits de la méditation sur notre santé sont aujourd'hui largement reconnus par la science. Des centaines d'études ont montré que la pratique régulière de la méditation pouvait notamment :

- Réduire le stress, l'anxiété et les symptômes dépressifs

- Améliorer la qualité du sommeil et la gestion de la douleur

- Renforcer les fonctions cognitives comme l'attention, la concentration et la mémoire

- Favoriser la régulation émotionnelle et le bien-être psychologique

- Diminuer la pression artérielle et le risque de maladies cardiovasculaires

- Stimuler le système immunitaire et la résilience face aux maladies

Ces effets bénéfiques s'expliquent par les changements profonds que la méditation induit dans notre cerveau et notre corps. Au niveau neurologique, la pratique méditative régulière modifie la structure et le fonctionnement de certaines zones clés du cerveau, comme le cortex préfrontal (siège de l'attention et de la régulation émotionnelle), l'amygdale (centre de la peur et du stress) ou encore l'hippocampe (impliqué dans la mémoire et l'apprentissage).

Ces changements se traduisent par une meilleure gestion du stress, une plus grande stabilité émotionnelle et une optimisation de nos capacités cognitives. Au niveau physiologique, la méditation agit comme un véritable régulateur de notre système nerveux autonome.

En favorisant l'activation du système parasympathique (responsable du repos et de la digestion) et en diminuant l'activité du système sympathique (responsable de la réponse au stress), elle permet à notre corps de retrouver un état d'équilibre et de régénération.

Cette régulation du stress entraîne des répercussions positives sur de nombreuses fonctions de l'organisme, de la digestion à l'immunité en passant par le sommeil et la gestion de l'inflammation. Mais pour que la méditation déploie pleinement ses bienfaits, il est essentiel de l'ancrer dans une pratique régulière et durable.

Même quelques minutes par jour peuvent faire une grande différence, à condition d'être constant et bienveillant avec soi-même. C'est là que la respiration entre en jeu, comme un support précieux pour cultiver cette présence méditative au quotidien.

La respiration, un pont entre le corps et l'esprit

La respiration est une fonction vitale qui nous accompagne à chaque instant, du premier au dernier souffle. Mais c'est bien plus qu'un simple processus physiologique. La respiration est un lien subtil entre notre corps et notre esprit, un miroir de nos états intérieurs.

Lorsque nous sommes stressés, anxieux ou en colère, notre respiration devient rapide, superficielle et saccadée. À l'inverse, lorsque nous sommes détendus, calmes et concentrés, notre respiration est profonde, lente et régulière.

Cette connexion entre respiration et états de conscience est au cœur des pratiques méditatives depuis des millénaires. Dans le yoga, le pranayama (contrôle du souffle) est considéré comme un pont vers le contrôle du mental, permettant d'apaiser les fluctuations de l'esprit et d'accéder à des états de conscience supérieurs.

Dans le bouddhisme, la respiration est utilisée comme un ancrage pour cultiver la pleine conscience, en portant une attention bienveillante aux sensations de l'air qui entre et qui sort des narines. Mais au-delà de ces traditions spirituelles, la science moderne a largement confirmé les liens étroits entre respiration et fonctionnement cérébral.

On sait aujourd'hui que la façon dont nous respirons influence directement notre système nerveux autonome, et donc notre niveau de stress, nos émotions et notre capacité à rester concentrés et présents. Une respiration lente et profonde stimule le nerf vague, qui active le système parasympathique et induit un état de relaxation.

À l'inverse, une respiration rapide et peu profonde maintient l'activation du système sympathique et donc un état de stress et d'agitation mentale. En prenant conscience de notre respiration et en apprenant à la réguler, nous pouvons donc agir directement sur notre état intérieur et créer les conditions favorables à une méditation profonde et bienfaisante.

C'est pourquoi de nombreuses techniques méditatives commencent par une phase de concentration sur le souffle, qui permet de s'ancrer dans le moment présent, de calmer le flux des pensées et de se connecter à ses sensations corporelles. Mais la respiration n'est pas seulement un support pour la méditation.

C'est aussi un formidable outil de santé, qui agit en synergie avec la pratique méditative pour renforcer notre bien-être physique et mental. Comme nous l'avons vu dans les chapitres précédents, une respiration consciente et maîtrisée a de multiples bienfaits sur notre organisme : meilleure oxygénation des cellules, régulation du stress, stimulation du système immunitaire, amélioration de la digestion et de la qualité du sommeil...

En combinant les effets de la respiration et de la méditation, nous créons donc un cercle vertueux pour notre santé globale. La respiration nous aide à cultiver un état méditatif, qui à son tour renforce les bienfaits de notre souffle sur notre corps et notre esprit.

C'est cette synergie puissante que nous allons maintenant explorer plus en détail, en nous penchant sur les liens fascinants entre respiration, méditation et immunité.

Respiration, méditation et immunité : une synergie gagnante

Notre système immunitaire est notre bouclier naturel contre les agressions extérieures, qu'il s'agisse de virus, de bactéries, de champignons ou même de cellules cancéreuses.

Mais pour fonctionner de manière optimale, il a besoin d'un terrain favorable, où le stress est géré, l'inflammation régulée et les ressources énergétiques de l'organisme préservées. C'est exactement ce que la combinaison de la respiration et de la méditation peut offrir à notre immunité.

Tout d'abord, la pratique régulière de la méditation a un effet direct sur notre réponse immunitaire. Des études ont montré que la méditation de pleine conscience pouvait augmenter l'activité des cellules NK (Natural Killer), ces globules blancs spécialisés dans la destruction des cellules infectées ou cancéreuses.

Elle stimule également la production d'anticorps et de cytokines anti-inflammatoires, renforçant ainsi nos défenses spécifiques et notre résistance aux maladies. Mais c'est surtout en régulant notre réponse au stress que la méditation soutient notre immunité.

Le stress chronique est en effet l'un des principaux ennemis de notre système immunitaire. En maintenant notre corps dans un état d'alerte permanent, il perturbe l'équilibre de nos défenses, nous rendant plus vulnérables aux infections et aux maladies.

La méditation, en nous apprenant à gérer nos émotions et à cultiver un état intérieur de calme et de sérénité, permet de contrer ces effets délétères du stress sur notre immunité. C'est là que la respiration entre en jeu, comme un allié précieux de la pratique méditative.

En effet, une respiration consciente et régulière est l'un des outils les plus puissants pour activer le système parasympathique et induire la réponse de relaxation. En respirant lentement et profondément, nous envoyons un message de sécurité à notre cerveau, qui va alors réduire la production d'hormones du stress comme le cortisol et favoriser un état de détente et de régénération.

Cette activation du système parasympathique entraîne des répercussions directes sur notre immunité. Elle permet de réduire l'inflammation chronique, qui peut affaiblir nos défenses et favoriser le développement de maladies. Elle stimule également la production de certains neurotransmetteurs comme l'acétylcholine, qui ont un effet modulateur sur notre réponse immunitaire.

Enfin, elle favorise la circulation lymphatique, aidant ainsi nos globules blancs à patrouiller efficacement dans notre corps pour détecter et éliminer les agents pathogènes. Mais la respiration ne fait pas que soutenir les effets de la méditation sur notre immunité.

Elle est aussi un formidable outil pour ancrer notre pratique méditative et en décupler les bienfaits. En nous concentrant sur les sensations de l'air qui entre et qui sort de nos narines, sur le mouvement de notre ventre qui se soulève et s'abaisse, nous développons notre capacité à rester présents et attentifs.

Nous apprenons à observer nos pensées et nos émotions sans nous y identifier, à accueillir ce qui se présente avec bienveillance et sans jugement. Cette qualité de présence et d'acceptation cultivée par la méditation respiratoire a un effet profondément apaisant sur notre esprit et notre corps.

Elle nous permet de nous libérer du stress, des ruminations anxieuses et des schémas de pensée négatifs qui peuvent affaiblir notre immunité. Elle nous aide à développer une plus grande résilience face aux défis de la vie, à trouver en nous les ressources pour faire face aux situations difficiles avec calme et clarté.

En combinant ainsi les bienfaits de la respiration et de la méditation, nous créons un véritable bouclier intérieur pour notre santé et notre bien-être. Nous renforçons notre immunité, non seulement en stimulant nos défenses naturelles, mais aussi en cultivant un terrain global de résilience et d'équilibre.

C'est un travail à la fois sur notre physiologie et sur notre intériorité, qui nous invite à prendre soin de nous dans toutes nos dimensions : corps, esprit, émotions.

Alors, comment intégrer concrètement cette synergie dans notre vie quotidienne ? C'est ce que nous allons voir maintenant, avec quelques pistes simples et accessibles pour faire de la méditation respiratoire notre alliée santé.

Méditer avec son souffle : un guide pratique

La méditation respiratoire est une pratique à la fois simple et profonde, qui ne nécessite aucun prérequis particulier.

Que vous soyez débutant ou méditant confirmé, vous pouvez commencer dès maintenant à explorer cette alliance entre respiration et méditation, et en récolter les fruits pour votre santé et votre bien-être. Voici quelques conseils pour vous guider dans cette exploration.

Créez votre espace de pratique

Pour méditer dans de bonnes conditions, il est important de créer un environnement propice au calme et à l'intériorité. Choisissez un endroit tranquille, où vous ne serez pas dérangé pendant votre pratique.

Vous pouvez créer une ambiance apaisante en y ajoutant quelques éléments comme une lumière douce, une plante, un coussin confortable ou un plaid. L'essentiel est de vous sentir à l'aise et en sécurité dans cet espace dédié à votre bien-être.

Adoptez une posture confortable

La posture est un élément clé de la méditation, car elle conditionne notre capacité à rester présents et concentrés. Idéalement, optez pour une position assise, le dos droit mais sans raideur, les épaules détendues et le menton légèrement rentré.

Vous pouvez vous asseoir en tailleur sur un coussin, ou sur une chaise avec les pieds bien ancrés au sol. L'important est de trouver une posture stable et confortable, que vous pouvez maintenir sans tension pendant toute la durée de votre méditation.

Connectez-vous à votre respiration

Une fois installé, prenez quelques instants pour vous connecter à votre respiration. Portez votre attention sur les sensations de l'air qui entre et qui sort de vos narines, sans chercher à contrôler quoi que ce soit. Observez le mouvement naturel de votre respiration, son rythme, sa profondeur. Si des pensées surgissent, laissez-les passer sans vous y accrocher, et ramenez doucement votre attention sur votre souffle.

Approfondissez votre respiration

Après quelques minutes de respiration naturelle, vous pouvez commencer à approfondir progressivement votre souffle. Inspirez lentement par le nez en gonflant votre ventre, puis votre poitrine. Expirez tout aussi lentement, en vidant d'abord la poitrine puis le ventre.

Prenez le temps de savourer chaque inspiration et chaque expiration, en les laissant se déployer pleinement.

Utilisez un support de concentration

Pour vous aider à maintenir votre attention sur votre respiration, vous pouvez utiliser un support de concentration. Cela peut être un décompte mental (un mantra, une image ou une sensation).

Par exemple, vous pouvez compter mentalement chaque cycle respiratoire, de 1 à 10, puis recommencer. Ou répéter intérieurement un mantra apaisant, comme "je respire, je suis calme" ou "inspirer la paix, expirer le stress".

Vous pouvez aussi visualiser une image symbolique, comme une fleur qui s'ouvre et se ferme au rythme de votre souffle, ou une vague qui monte et descend sur la plage.

L'essentiel est de trouver un support qui vous convienne et qui vous aide à maintenir une attention douce mais soutenue sur votre respiration. Si votre esprit s'égare, ramenez-le gentiment à votre point d'ancrage, sans vous juger.

Pratiquez régulièrement

Pour ressentir pleinement les bienfaits de la méditation respiratoire, la régularité est clé. Essayez de pratiquer au moins une fois par jour, idéalement à un moment fixe pour en faire une habitude. Vous pouvez commencer par de courtes séances de 5 à 10 minutes, et augmenter progressivement la durée jusqu'à 20 ou 30 minutes, selon votre confort et vos disponibilités.

L'essentiel est d'être constant et bienveillant avec vous-même. Si possible, méditez le matin au réveil, pour démarrer la journée avec calme et clarté. Vous pouvez aussi pratiquer le soir avant de dormir, pour relâcher les tensions accumulées et favoriser un sommeil réparateur. Ou à tout autre moment où vous sentez le besoin de vous reconnecter à vous-même et à votre souffle.

Soyez patient et bienveillant

La méditation respiratoire est un art qui se cultive avec patience et bienveillance. Au début, il est normal que votre esprit s'agite, résiste ou divague. C'est une partie naturelle du processus. Plutôt que de lutter contre ces distractions, accueillez-les avec douceur et curiosité.

Observez vos pensées et vos émotions comme des nuages qui passent dans le ciel de votre conscience, sans vous y attacher. Puis revenez simplement à votre respiration, à votre ancrage dans le moment présent.

Célébrez chaque instant de présence et de connexion à votre souffle, sans attendre de résultat spectaculaire. La méditation est un voyage, pas une performance. Chaque séance est unique et parfaite, telle qu'elle est. Avec le temps et la pratique régulière, vous constaterez que votre esprit devient naturellement plus calme, plus clair et plus stable.

Vous développerez une relation plus intime et plus apaisée avec votre respiration, cette compagne fidèle de chaque instant.

Intégrer la méditation respiratoire dans une pratique globale

La méditation respiratoire est un outil précieux pour cultiver la pleine conscience, gérer le stress et renforcer notre immunité. Mais c'est encore plus puissant lorsqu'elle s'inscrit dans une pratique globale de bien-être et de développement personnel. Voici quelques suggestions pour intégrer la méditation respiratoire dans une approche holistique de la santé et de l'épanouissement :

Combinez avec d'autres techniques de respiration

Avant votre séance de méditation, vous pouvez pratiquer quelques exercices de respiration consciente pour préparer votre corps et votre esprit. Par exemple, la respiration abdominale, la cohérence cardiaque ou la respiration alternée.

Ces techniques vous aideront à vous détendre, à vous centrer et à approfondir naturellement votre souffle. Elles créeront un terrain propice à une méditation plus profonde et plus stable.

Associez à une pratique corporelle douce

La méditation respiratoire se marie merveilleusement avec les pratiques corporelles douces comme le yoga, le tai-chi ou le qi gong. Ces disciplines utilisent le souffle comme un pont entre le corps et l'esprit, entre le mouvement et la présence.

Pratiquer une séance de yoga ou de tai-chi avant votre méditation vous permettra d'assouplir votre corps, de libérer les tensions et de stimuler votre énergie vitale. Vous serez alors plus à même de vous installer confortablement, de respirer pleinement et de lâcher prise mentalement.

Vous pouvez aussi intégrer de courtes méditations respiratoires au cœur même de votre pratique corporelle, entre deux postures ou deux mouvements. Cela vous aidera à maintenir une conscience éveillée tout au long de votre séance et à savourer chaque instant.

Cultivez la pleine conscience au quotidien

La méditation respiratoire n'est pas limitée à un coussin ou à un temps dédié. C'est un état d'être que vous pouvez cultiver à chaque instant, dans chacune de vos activités quotidiennes.

Que vous soyez en train de manger, de marcher, de travailler ou d'échanger avec un proche, vous pouvez porter une partie de votre attention sur votre respiration. Observez comment elle reflète et influence vos sensations, vos émotions, vos pensées.

Cette respiration consciente au fil de la journée vous aidera à rester ancré dans le présent, à répondre aux situations avec plus de recul et de discernement. Elle fera de chaque moment une opportunité de méditation, de connexion à soi et à la vie.

Explorez d'autres formes de méditation

La méditation respiratoire est une porte d'entrée merveilleuse vers l'univers vaste et riche de la méditation. Mais c'est loin d'être la seule approche possible.

Il existe de nombreuses autres formes de méditation, qui utilisent des supports variés comme les sons (méditation du son primordial, chant de mantras), les visualisations (méditation guidée), les émotions (méditation de la bienveillance, du pardon), les sensations corporelles (scan corporel) ou encore l'observation des pensées (méditation vipassana).

Chacune de ces approches a ses spécificités et ses bienfaits. Elles peuvent résonner différemment selon notre personnalité, notre histoire, notre sensibilité. N'hésitez pas à les explorer, à les tester, pour trouver celles qui vous conviennent le mieux à ce stade de votre chemin.

Vous pouvez aussi les alterner ou les combiner avec votre pratique de méditation respiratoire, pour renouveler votre inspiration et approfondir votre compréhension de vous-même.

Conclusion

La méditation respiratoire est une pratique simple et puissante, qui nous reconnecte à notre souffle, à notre corps et à notre être profond. En cultivant une attention bienveillante et soutenue à notre respiration, nous développons notre capacité à être pleinement présents, à accueillir ce qui est là, à nous relier à la source de vie en nous.

Cette qualité de présence et d'accueil entraîne des répercussions profondes sur notre santé physique, mentale et émotionnelle. Elle apaise notre système nerveux, régule notre immunité, renforce notre résilience face au stress et aux aléas de l'existence.

Mais la méditation respiratoire est bien plus qu'une technique de bien-être. C'est un art de vivre, un chemin de connaissance de soi et de transformation intérieure.

En nous ouvrant à la sagesse de notre souffle, nous découvrons peu à peu notre nature véritable, au-delà de nos pensées, de nos émotions et de nos identifications limitées.

Alors, prenons le temps chaque jour de nous poser, de respirer en pleine conscience. Offrons-nous ces parenthèses sacrées pour écouter le murmure de notre souffle, ce maître intérieur qui nous guide vers plus de paix, de joie et de liberté.

Et laissons cette présence respirante infuser chaque instant de notre vie, faire de nos actions, de nos relations et de nos défis une expression de notre profondeur et de notre humanité. Car c'est en respirant pleinement que nous apprenons à vivre pleinement, en accord avec nous-mêmes et avec le monde.

Chapitre 19 : Respirer pour gérer ses émotions

Nos émotions sont une partie intégrante de notre expérience humaine. Elles colorent notre perception du monde, influencent nos décisions et façonnent nos relations. Mais lorsqu'elles deviennent intenses, répétitives ou incontrôlées, elles peuvent aussi nous submerger et affecter notre bien-être mental et physique. Stress, anxiété, colère, tristesse...

Autant d'états émotionnels qui, s'ils persistent, peuvent fragiliser notre équilibre intérieur et notre immunité. Face à ce défi, la respiration consciente s'impose comme un outil précieux et toujours disponible pour mieux gérer nos émotions et cultiver notre résilience.

En apprenant à utiliser notre souffle comme un ancrage dans le moment présent, nous pouvons prendre du recul face à nos tempêtes intérieures, apaiser notre système nerveux et développer une plus grande stabilité émotionnelle.

Respirer consciemment devient alors un art de vivre, un moyen de naviguer avec plus de sérénité et de confiance dans les hauts et les bas de notre existence. Dans ce chapitre, nous allons explorer le lien fascinant entre respiration et émotions, et découvrir comment faire de notre souffle un allié pour renforcer notre intelligence émotionnelle et notre résilience au quotidien.

Des neurosciences aux sagesses ancestrales, en passant par des exercices pratiques, nous verrons comment la maîtrise de notre respiration peut transformer notre rapport à nous-mêmes et au monde. Alors, inspirez profondément, et laissez-vous guider vers une nouvelle façon de ressentir et de gérer vos émotions, une respiration à la fois.

Le lien intime entre respiration et émotions

Notre respiration et nos émotions sont étroitement liées, dans une danse subtile et permanente. Lorsque nous sommes stressés, anxieux ou en colère, notre respiration devient rapide, superficielle et irrégulière.

À l'inverse, lorsque nous sommes calmes, détendus et joyeux, notre respiration est naturellement plus lente, plus profonde et plus fluide. Cette connexion entre souffle et émotions est ancrée dans notre physiologie.

Lorsque nous vivons une émotion intense, notre système nerveux autonome s'active, déclenchant une cascade de réactions dans notre corps. Le rythme cardiaque s'accélère, la pression artérielle augmente, les muscles se tendent et la respiration s'altère.

C'est la fameuse réponse "fight or flight" (combat ou fuite), un héritage de notre passé évolutif pour faire face aux dangers. Mais dans notre monde moderne, les déclencheurs émotionnels sont souvent psychologiques et persistants : conflits relationnels, pression au travail, incertitudes financières...

Notre corps réagit à ces stresseurs comme à des menaces physiques, maintenant un état d'alerte et de tension chronique. Et notre respiration en est le reflet direct, superficielle et saccadée. Or, cette façon de respirer entretient à son tour l'état émotionnel qui l'a déclenchée.

C'est un cercle vicieux : l'émotion altère la respiration, qui amplifie l'émotion, qui perturbe encore plus la respiration... Nous voilà pris dans une spirale de réactivité, notre corps et notre esprit s'auto-alimentant dans un état de stress et de déséquilibre.

Mais ce lien entre respiration et émotions est aussi une formidable opportunité. Car de même que nos états intérieurs influencent notre façon de respirer, notre façon de respirer peut influencer nos états intérieurs.

En d'autres termes, en modifiant consciemment notre respiration, nous pouvons agir sur nos émotions et notre état d'esprit. C'est là tout le pouvoir de la respiration consciente comme outil de gestion émotionnelle. En apprenant à utiliser notre souffle pour réguler notre système nerveux, nous pouvons interrompre le cercle vicieux émotion-respiration et retrouver un état d'équilibre et de clarté.

Nous devenons acteurs de notre expérience intérieure, plutôt que simples spectateurs subissant nos tempêtes émotionnelles. Cette capacité à influencer nos émotions par la respiration est soutenue par de nombreuses recherches scientifiques.

Des études en neurosciences ont montré que différents patterns respiratoires activent des régions spécifiques du cerveau, liées à l'émotion, à la mémoire et à la conscience de soi.

Par exemple, une respiration lente et profonde stimule le cortex préfrontal, siège de la régulation émotionnelle et de la prise de décision, tout en calmant l'amygdale, centre de la peur et de l'anxiété.

D'autres recherches ont mis en évidence l'impact de la respiration sur notre équilibre nerveux. Une respiration profonde et régulière active le système parasympathique, la branche "rest and digest" (repos et digestion) de notre système nerveux autonome.

Cette activation parasympathique induit un état de relaxation, de régénération et de bien-être, contrebalançant les effets du stress et favorisant la stabilité émotionnelle. Ainsi, en respirant consciemment, nous envoyons un message direct à notre cerveau et à notre corps pour apaiser les émotions intenses, clarifier notre esprit et retrouver notre centre.

Nous créons les conditions physiologiques et neurologiques pour une plus grande résilience et une meilleure gestion de nos états intérieurs. Mais comment mettre en pratique ce pouvoir de la respiration sur nos émotions ?

C'est ce que nous allons explorer maintenant, avec des exercices simples et efficaces pour faire de notre souffle un allié au quotidien.

Des exercices de respiration pour gérer les émotions intenses

Lorsque nous sommes pris dans une émotion intense, il peut être difficile de prendre du recul et de retrouver notre calme. Notre esprit est embrouillé, notre corps est tendu, notre respiration est courte et rapide.

C'est là que des exercices de respiration simples peuvent faire toute la différence, en nous aidant à nous ancrer dans le moment présent et à réguler notre état intérieur.

Voici trois techniques de respiration particulièrement efficaces pour gérer les émotions intenses, que vous pouvez utiliser n'importe où et n'importe quand.

La respiration apaisante en carré

La respiration en carré, aussi appelée respiration carrée ou box breathing, est une technique puissante pour calmer rapidement le système nerveux et induire un état de relaxation.

Elle consiste à égaliser les quatre phases de la respiration - inspiration, rétention poumons pleins, expiration, rétention poumons vides - créant un rythme stable et régulier. Voici comment pratiquer la respiration en carré lorsque vous êtes submergé par une émotion :

- Asseyez-vous confortablement, le dos droit mais détendu. Fermez les yeux si vous le souhaitez.

- Inspirez lentement et profondément par le nez en comptant jusqu'à 4 dans votre tête.

- Retenez votre souffle en comptant jusqu'à 4.

- Expirez doucement par la bouche en comptant jusqu'à 4.

- Restez les poumons vides en comptant jusqu'à 4.

- Recommencez ce cycle pendant au moins 2 à 3 minutes, jusqu'à ce que vous sentiez votre corps se détendre et votre esprit s'éclaircir.

Cette respiration rythmée envoie un signal de sécurité à votre cerveau, activant la réponse de relaxation du système parasympathique. En quelques minutes, vous pouvez passer d'un état de stress et d'agitation à un état de calme et de clarté, vous permettant de gérer l'émotion avec plus de recul et de sagesse.

La respiration apaisante par le ventre

Lorsque nous sommes stressés ou anxieux, notre respiration a tendance à devenir thoracique, courte et superficielle. En ramenant consciemment notre souffle dans le ventre, nous pouvons induire un état de détente profonde et d'ancrage, idéal pour apaiser les émotions intenses. Voici comment pratiquer la respiration abdominale en situation de stress émotionnel :

- Asseyez-vous ou allongez-vous confortablement, une main sur le ventre et l'autre sur la poitrine.

- Fermez les yeux et portez votre attention sur votre respiration, sans chercher à la contrôler.

- Commencez à inspirer lentement et profondément par le nez, en gonflant le ventre comme un ballon. La main sur le ventre doit se soulever, tandis que celle sur la poitrine reste relativement immobile.

- Expirez doucement par la bouche, en laissant le ventre se dégonfler naturellement. Imaginez évacuer toutes les tensions et les émotions négatives.

- Continuez cette respiration ventrale pendant au moins 5 à 10 cycles, en portant toute votre attention sur les sensations dans votre corps.

Cette respiration profonde stimule le nerf vague, qui relie nos poumons, notre cœur et notre cerveau, et qui joue un rôle clé dans la régulation des émotions et du stress.

En quelques respirations conscientes, vous pouvez passer d'un état de réactivité émotionnelle à un état de présence apaisée, vous reconnectant à votre corps et à l'instant présent.

La respiration alternée pour équilibrer les émotions

La respiration alternée, ou nadi shodhana en sanskrit, est une technique issue du yoga qui consiste à inspirer et expirer alternativement par chaque narine. Cette pratique est réputée pour équilibrer les énergies du corps et du mental, clarifiant l'esprit et stabilisant les émotions. Voici comment pratiquer la respiration alternée pour gérer une émotion intense :

- Asseyez-vous confortablement, le dos droit et les épaules détendues.

- Fermez la narine droite avec le pouce droit, et inspirez lentement et profondément par la narine gauche.

- Fermez la narine gauche avec l'annulaire et le majeur droit, relâchez le pouce droit, et expirez doucement par la narine droite.

- Inspirez par la narine droite, puis fermez-la avec le pouce droit, relâchez les autres doigts, et expirez par la narine gauche.

- Ceci constitue un cycle. Continuez pendant 5 à 10 cycles, en maintenant un rythme régulier et confortable.

Cette respiration alternée harmonise l'activité des deux hémisphères cérébraux, favorisant un état de clarté et d'équilibre mental. Elle régule aussi le système nerveux autonome, réduisant le stress et l'anxiété. Pratiquez-la dès que vous sentez une émotion vous submerger, pour retrouver votre centre et votre stabilité intérieure.

Ces trois exercices de respiration sont de véritables alliés pour gérer les émotions intenses au quotidien. Ils vous permettent de prendre une pause respiratoire, de créer un espace entre vous et votre réactivité émotionnelle, pour choisir une réponse plus adaptée et plus alignée avec vos valeurs.

En les pratiquant régulièrement, vous développez votre intelligence émotionnelle et votre résilience face aux défis de la vie. Mais la respiration consciente n'est pas seulement un outil de gestion des crises émotionnelles.

C'est aussi une pratique quotidienne pour cultiver des émotions positives, renforcer notre bien-être et notre immunité. C'est ce que nous allons explorer maintenant.

Cultiver les émotions positives par la respiration consciente

Les émotions ne sont pas seulement des réactions à éviter ou à gérer. Elles sont aussi des expériences à cultiver et à savourer, particulièrement lorsqu'il s'agit d'émotions positives comme la joie, la gratitude, la sérénité ou la bienveillance.

Ces états émotionnels agréables ne sont pas seulement sources de bien-être et d'épanouissement. Ils ont aussi un impact direct sur notre santé physique et notre immunité.

De nombreuses études ont montré que les émotions positives renforcent notre système immunitaire, réduisent l'inflammation, accélèrent la guérison et protègent contre les maladies. Elles favorisent aussi la résilience psychologique, la créativité, les relations sociales et même la longévité.

Cultiver régulièrement des émotions positives devient alors un véritable art de vivre, un moyen de prendre soin de soi et de s'épanouir pleinement. Et la respiration consciente est un merveilleux outil pour cultiver ces émotions positives au quotidien.

En portant notre attention sur notre souffle avec une intention bienveillante, nous pouvons induire des états de calme, de gratitude, de joie ou de compassion. Voici quelques exercices de respiration pour nourrir votre jardin intérieur d'émotions positives.

La respiration de gratitude

La gratitude est une émotion puissante qui consiste à apprécier les bonnes choses dans notre vie, petites ou grandes. Cultiver la gratitude par la respiration nous aide à nous recentrer sur le positif, à nous sentir plus heureux et plus connectés aux autres et au monde. Voici comment pratiquer la respiration de gratitude :

- Asseyez-vous confortablement, fermez les yeux, et prenez quelques respirations profondes pour vous centrer.

- En inspirant, pensez à une chose pour laquelle vous êtes reconnaissant aujourd'hui. Cela peut être une personne, une expérience, un objet, un lieu, une qualité en vous...

- En expirant, savourez ce sentiment de gratitude, laissez-le imprégner tout votre corps et votre esprit.

- À chaque inspiration, laissez émerger une nouvelle chose pour laquelle vous êtes reconnaissant. À chaque expiration, savourez et amplifiez ce sentiment de gratitude.

- Continuez pendant au moins 5 à 10 respirations, en laissant émerger une nouvelle chose pour laquelle vous êtes reconnaissant. À chaque expiration, savourez et amplifiez ce sentiment de gratitude.

- Continuez pendant au moins 5 à 10 respirations, en laissant votre cœur se remplir de ce sentiment de gratitude et de plénitude.

Cette respiration de gratitude est un merveilleux moyen de cultiver une attitude positive, de se recentrer sur les aspects nourrissants de notre vie. Pratiquée régulièrement, elle peut considérablement améliorer notre bien-être émotionnel et notre résilience face aux défis.

La respiration de la bienveillance

La bienveillance, ou "loving-kindness" en anglais, est une qualité du cœur qui nous connecte à notre humanité profonde et à celle des autres. Cultiver la bienveillance par la respiration nous aide à développer notre compassion, notre empathie et notre sens de la connexion. Voici comment pratiquer la respiration de la bienveillance :

- Asseyez-vous confortablement, fermez les yeux, et prenez quelques respirations profondes pour vous centrer.

- En inspirant, imaginez que vous vous remplissez d'un sentiment de bienveillance, de chaleur, d'amour inconditionnel. Vous pouvez visualiser ce sentiment comme une lumière dorée qui irradie de votre cœur.

- En expirant, dirigez cette bienveillance vers vous-même. Répétez silencieusement une phrase comme "Puissé-je être heureux(se). Puissé-je être en paix. Puissé-je être en bonne santé."

- Lors des inspirations suivantes, dirigez progressivement cette bienveillance vers des cercles de plus en plus larges : un être cher, un ami, un collègue, une connaissance, un étranger, et finalement tous les êtres.

- Continuez pendant au moins 5 à 10 respirations, en savourant ce sentiment d'ouverture du cœur, de connexion bienveillante à vous-même et au monde.

Cette respiration de la bienveillance est un antidote puissant à l'isolement, au jugement et à la dureté envers soi-même et les autres. Elle nous rappelle notre humanité partagée et nourrit notre sens de la compassion.

La respiration de la sérénité

La sérénité est un état de calme intérieur, de tranquillité d'esprit même au milieu des turbulences de la vie. Cultiver la sérénité par la respiration nous aide à trouver notre centre, notre ancrage dans le moment présent. Voici comment pratiquer la respiration de la sérénité :

- Asseyez-vous confortablement, fermez les yeux, et prenez quelques respirations profondes pour vous centrer.

- En inspirant, imaginez que vous vous remplissez d'un sentiment de calme, de paix, de tranquillité. Vous pouvez visualiser ce sentiment comme un ciel bleu sans nuages, un lac paisible, ou toute autre image qui évoque pour vous la sérénité.

- En expirant, permettez à toutes les tensions, les préoccupations, les agitations de se dissoudre dans cet espace de tranquillité. Imaginez que vous devenez de plus en plus transparent(e), léger(ère), serein(e).

- Si des pensées ou des émotions surgissent, observez-les avec détachement, comme des nuages qui passent dans le ciel de votre conscience, sans vous y accrocher.

- Continuez pendant au moins 5 à 10 respirations, en vous laissant imprégner par ce sentiment de sérénité, de paix intérieure.

Cette respiration de la sérénité est particulièrement utile lorsque nous nous sentons agités, stressés ou submergés. Elle nous aide à prendre du recul, à trouver un espace de calme au cœur de la tempête.

Intégrer la respiration émotionnelle dans votre quotidien

Pour bénéficier pleinement des effets de la respiration émotionnelle, l'idéal est de la pratiquer régulièrement, en en faisant une véritable hygiène de vie mentale et émotionnelle. Même quelques minutes par jour peuvent faire une grande différence sur votre bien-être et votre résilience. Voici quelques conseils pour intégrer la respiration émotionnelle dans votre quotidien :

- Choisissez un ou deux moments dans la journée pour pratiquer, par exemple au réveil et avant de dormir. Associez votre pratique à une activité que vous faites déjà quotidiennement, comme boire votre thé ou prendre votre douche.

- Commencez par de courtes séances de 5 à 10 minutes, et augmentez progressivement la durée selon votre confort et vos disponibilités.

- Variez les émotions positives que vous cultivez, en fonction de vos besoins du moment. Si vous vous sentez stressé(e), privilégiez la sérénité. Si vous vous sentez isolé(e), cultivez la bienveillance. Si vous vous sentez découragé(e), nourrissez la gratitude.

- Soyez patient(e) et bienveillant(e) avec vous-même. Il est normal que votre esprit s'égare ou que certaines émotions soient plus difficiles à ressentir au début. L'essentiel est de persévérer avec douceur et régularité.

- Profitez des moments de la journée pour vous reconnecter à votre respiration et à l'émotion positive que vous avez cultivée. Une respiration consciente au feu rouge, avant une réunion importante, en faisant la queue... Chaque instant est une opportunité de revenir à votre centre émotionnel.

En intégrant progressivement la respiration émotionnelle dans votre vie, vous développerez une véritable intelligence émotionnelle, basée sur la conscience, l'accueil et la régulation de vos états intérieurs. Vous deviendrez de plus en plus habile pour surfer sur les vagues de vos émotions, au lieu de vous laisser submerger par elles.

Conclusion

La respiration est un outil extraordinaire pour gérer nos émotions et cultiver notre résilience. En utilisant notre souffle comme un ancrage dans le moment présent, nous pouvons prendre du recul face à nos tempêtes intérieures, apaiser notre système nerveux et développer une plus grande stabilité émotionnelle.

Mais la respiration ne nous permet pas seulement de réguler nos émotions difficiles. Elle nous offre aussi un moyen de cultiver activement des émotions positives comme la gratitude, la bienveillance ou la sérénité.

En nourrissant ces états intérieurs ressourçant, nous renforçons notre bien-être émotionnel et notre résilience face aux aléas de la vie. Alors, la prochaine fois que vous sentirez une émotion difficile monter en vous, souvenez-vous de votre allié le plus précieux : votre respiration.

Inspirez profondément, expirez lentement, et laissez votre souffle vous guider vers plus de calme, de clarté et de maîtrise émotionnelle. Et n'oubliez pas de prendre aussi des moments pour respirer consciemment la gratitude, la bienveillance, la sérénité.

Ces respirations positives sont comme des graines que vous semez dans le jardin de votre cœur. Plus vous les nourrissez, plus elles s'épanouissent et rayonnent dans votre vie. Faire de la respiration émotionnelle une pratique quotidienne, c'est se donner les moyens de vivre une vie plus harmonieuse, plus résiliente et plus épanouie.

C'est développer une véritable écologie intérieure, où chaque émotion est accueillie, écoutée et transformée avec conscience et bienveillance.

Alors, inspirez... et expirez. Et laissez votre souffle vous montrer le chemin vers une vie émotionnelle plus riche, plus fluide et plus sereine. Votre cœur vous en sera reconnaissant.

Chapitre 20 : Enseigner les techniques de respiration

Apprendre à respirer consciemment est l'un des plus beaux cadeaux que nous puissions offrir à nos enfants. En leur transmettant dès le plus jeune âge les bienfaits de la respiration, nous leur donnons des outils précieux pour cultiver leur bien-être, gérer leur stress et renforcer leur immunité tout au long de leur vie.

Mais comment enseigner ces techniques à des enfants, de manière ludique et adaptée à leur âge ? C'est ce que nous allons explorer dans ce chapitre, en vous proposant des exercices simples et amusants pour initier vos enfants à la magie de la respiration consciente.

Pourquoi enseigner la respiration consciente aux enfants ?

Avant de plonger dans la pratique, prenons un moment pour comprendre pourquoi il est si important d'initier les enfants à la respiration consciente. Bien que les bienfaits de cette pratique soient valables à tout âge, l'enfance est une période particulièrement propice pour poser les bases d'une relation saine et épanouie avec son souffle.

Tout d'abord, les enfants sont naturellement plus proches de leur respiration que les adultes. Observez un bébé ou un jeune enfant respirer : vous verrez son ventre se soulever et s'abaisser au rythme de son souffle, témoignant d'une respiration profonde et abdominale.

C'est la respiration physiologique, celle que nous avons tous en venant au monde, mais que nous avons souvent perdue en grandissant, sous l'effet du stress, des émotions refoulées ou des habitudes posturales. En apprenant aux enfants à préserver et à cultiver cette respiration naturelle, nous les aidons à maintenir un état de bien-être et d'équilibre intérieur.

Nous leur permettons de grandir en restant connectés à leur corps, à leurs sensations, à leur vitalité. C'est un précieux antidote à la tendance si répandue chez les adultes à vivre dans sa tête, coupé de son ressenti et de ses besoins profonds.

Ensuite, la respiration consciente est un formidable outil pour aider les enfants à gérer leur stress et leurs émotions. Comme nous l'avons vu dans les chapitres précédents, notre façon de respirer influence directement notre état intérieur.

Une respiration rapide et superficielle entretient un état de tension et d'agitation, tandis qu'une respiration lente et profonde favorise le calme et la détente. En apprenant aux enfants des techniques simples comme la respiration abdominale ou la cohérence cardiaque, nous leur offrons des ressources pour s'apaiser par eux-mêmes, réguler leurs émotions et faire face aux petits et grands défis de leur vie.

C'est une compétence essentielle pour leur équilibre psychologique, leur confiance en eux et leur épanouissement futur. Enfin, initier les enfants à la respiration consciente, c'est aussi poser les bases d'une bonne santé physique et d'une immunité solide.

Comme nous l'avons vu, une respiration ample et régulière oxygène l'organisme en profondeur, stimule la circulation sanguine et lymphatique, renforce le système immunitaire. En intégrant ces bonnes habitudes respiratoires dès le plus jeune âge, nous aidons nos enfants à construire un terrain favorable pour leur santé à long terme.

Alors, comment s'y prendre concrètement pour transmettre ces précieux enseignements à nos enfants ? Voici quelques pistes ludiques et adaptées pour chaque tranche d'âge.

La respiration consciente pour les tout-petits (0-3 ans)

Avec les bébés et les tout-petits, nul besoin d'exercices formels ou d'explications compliquées. L'essentiel est de créer un environnement propice à une respiration naturelle et de leur offrir un modèle inspirant à travers notre propre façon de respirer. Voici quelques idées simples pour intégrer la respiration consciente dans le quotidien avec votre tout-petit :

Pendant les moments câlins, que ce soit dans vos bras ou lors du portage, prenez conscience de votre respiration. Respirez lentement et profondément, en gonflant votre ventre à l'inspiration. Votre bébé, lové tout contre vous, ressentira le rythme apaisant de votre souffle et calquera naturellement sa respiration sur la vôtre.

- Lors des moments d'éveil, allongez-vous à côté de votre bébé et observez sa respiration. Posez délicatement votre main sur son ventre et sentez le doux mouvement de sa respiration abdominale. Vous pouvez même verbaliser ce que vous observez, sur un ton doux et calme : "Je vois ton ventre qui se gonfle quand tu inspires, comme un petit ballon. Puis il se dégonfle tout doucement quand tu expires. C'est ta respiration, c'est la vie qui circule en toi."

- Pendant les moments de jeu, proposez des activités qui invitent naturellement à une respiration consciente. Souffler sur une plume, faire tourner un moulin à vent, gonfler des bulles de savon... Autant d'occasions de s'amuser tout en expérimentant le souffle, son rythme, ses variations.

- Lors des moments de tension ou de pleurs, aidez votre tout-petit à se calmer en lui offrant votre respiration comme une ancre. Prenez-le dans vos bras, collez son oreille contre votre poitrine et respirez lentement, profondément. Le son et le rythme de votre respiration l'aideront à s'apaiser et à retrouver sa propre respiration calme.

L'essentiel, à cet âge, est de faire de la respiration consciente un jeu, un moment de complicité et de douceur partagée. En baignant votre bébé dans cette atmosphère de présence et de sérénité, vous lui offrez le meilleur des départs pour une relation épanouie avec son souffle.

La respiration consciente pour les enfants d'âge préscolaire (3-6 ans)

Avec les enfants d'âge préscolaire, on peut commencer à proposer des exercices de respiration plus structurés, tout en restant dans une approche ludique et imagée.

À cet âge, les enfants adorent les histoires, les jeux de rôle, les défis... Autant d'occasions d'intégrer la respiration consciente de manière amusante et motivante. Voici quelques exercices adaptés aux enfants de 3 à 6 ans :

La respiration de l'ours en hibernation

Proposez à votre enfant de jouer à l'ours qui hiberne. Allongez-vous confortablement sur le dos, avec un petit coussin ou une peluche sur le ventre. Racontez une histoire simple, en guidant la respiration : "C'est l'hiver, il fait froid dehors.

Tu es un petit ours bien au chaud dans ta tanière. Tu t'allonges confortablement et tu te prépares à faire un long dodo jusqu'au printemps.

Tu fermes les yeux et tu commences à respirer tout doucement. Quand tu inspires, tu sens ton ventre qui gonfle comme un ballon, et ton doudou qui monte vers le ciel. Quand tu expires, ton ventre redescend et ton doudou vient te faire un câlin. Inspire, expire, tout en douceur.

Tu entends le vent qui souffle dehors, mais toi tu es bien au chaud, tu respires calmement. Continue comme ça jusqu'à ce que je te dise que le printemps est arrivé..."

Cet exercice aide l'enfant à découvrir la respiration abdominale, tout en l'associant à un état de calme et de sécurité intérieure. Vous pouvez le pratiquer au moment du coucher, ou à tout autre moment où votre enfant a besoin de se poser et de se détendre.

Le jeu du papillon et de la fleur

Pour cet exercice, munissez-vous d'une fleur artificielle ou d'une image de fleur, et d'un papillon en papier accroché à un bâton avec un fil. Proposez à votre enfant de jouer au papillon qui butine une fleur.

Asseyez-vous confortablement face à face, la fleur posée entre vous. Montrez d'abord le mouvement à votre enfant. Inspirez profondément par le nez en imaginant que vous sentez le parfum de la fleur, puis expirez par la bouche en faisant voler le papillon.

Puis invitez votre enfant à faire de même, en le guidant avec des consignes simples : "Imagine que tu es un papillon qui arrive près d'une belle fleur. Tu as envie de sentir son parfum. Inspire par le nez en imaginant que tu sens la fleur, puis expire par la bouche pour faire voler le papillon.

Inspire le parfum, expire en soufflant. Continue comme ça, tout en douceur, en faisant danser le papillon au rythme de ta respiration." Ce jeu invite l'enfant à explorer sa respiration de manière créative et sensorielle. Il l'aide à prendre conscience du lien entre l'inspiration et l'expiration, tout en stimulant son imaginaire et sa concentration.

La respiration arc-en-ciel

Ce joli exercice fait appel à la visualisation pour aider l'enfant à se détendre et à se recentrer. Proposez-lui de s'asseoir confortablement, le dos droit mais détendu.

Guidez-le ensuite dans une respiration colorée : "Imagine qu'avec chaque inspiration, tu fais entrer en toi une belle couleur de l'arc-en-ciel. On commence par le rouge. Inspire profondément et imagine que tu remplis ton corps de rouge lumineux.

Expire doucement et imagine que tu souffles un nuage rouge. On continue avec l'orange. Inspire l'orange, expire un nuage orange. Puis le jaune, le vert, le bleu, l'indigo et le violet.

À chaque inspiration, tu remplis ton corps d'une nouvelle couleur. À chaque expiration, tu souffles un joli nuage coloré. Quand tu as fait toutes les couleurs, imagine qu'avec une grande inspiration, tu les fais toutes entrer en même temps.

Ton corps devient un bel arc-en-ciel lumineux. Prends un moment pour observer toutes ces jolies couleurs en toi, tout en continuant à respirer calmement." Cette visualisation apaisante aide l'enfant à se concentrer sur sa respiration tout en s'imprégnant de sensations agréables.

Vous pouvez la pratiquer à tout moment de la journée, ou en cas de stress ou d'anxiété pour aider votre enfant à retrouver son calme intérieur.

La respiration consciente pour les enfants d'âge scolaire (6-12 ans)

Avec les enfants d'âge scolaire, on peut aller un peu plus loin dans l'exploration de la respiration consciente. Leur capacité de concentration et de compréhension s'affine, ce qui permet d'introduire des exercices plus techniques, tout en maintenant une approche ludique et concrète. Voici quelques idées d'exercices adaptés aux enfants de 6 à 12 ans :

La respiration du surfeur

Cet exercice dynamique est idéal pour les enfants pleins d'énergie qui ont du mal à tenir en place. Proposez à votre enfant de jouer au surfeur qui chevauche les vagues. Tenez-vous debout, les pieds écartés à la largeur des épaules.

Guidez ensuite la respiration et les mouvements : "Imagine que tu es un surfeur sur ta planche, prêt à prendre une grande vague. Inspire profondément par le nez en levant les bras au-dessus de ta tête, comme si tu pagayais pour prendre de la vitesse.

Bloque ta respiration quelques secondes en te penchant légèrement en arrière, comme si tu prenais la vague. Puis expire puissamment par la bouche en te penchant en avant, les bras tendus devant toi, comme si tu glissais sur la vague. Continue comme ça, en enchaînant les vagues au rythme de ta respiration. Inspire les bras vers le ciel, bloque, expire en te penchant en avant.

Sens la force et l'énergie qui circulent dans ton corps à chaque vague !" Cet exercice tonifiant permet d'expérimenter les trois temps de la respiration complète (inspiration, rétention, expiration) de manière ludique et énergisante.

Il aide l'enfant à se défouler et à évacuer les tensions, tout en se connectant à son souffle et à ses sensations corporelles.

La cohérence cardiaque simplifiée

La cohérence cardiaque est une technique de respiration profonde et régulière qui permet de synchroniser le rythme cardiaque avec le rythme respiratoire.

Elle est très efficace pour réduire le stress, améliorer la concentration et renforcer l'immunité. Voici une version simplifiée, adaptée aux enfants : Proposez à votre enfant de s'asseoir confortablement, le dos droit mais détendu.

Guidez-le ensuite dans la respiration : "Pose une main sur ton cœur et l'autre sur ton ventre. On va faire entrer l'air dans nos poumons en comptant jusqu'à 5. Quand je dis 1, tu commences à inspirer par le nez.

Tu continues à inspirer jusqu'à ce que je dise 5. Puis tu retiens ta respiration pendant 5 secondes, jusqu'à ce que je dise 10. Ensuite, tu souffles tout l'air par la bouche jusqu'à ce que je dise 15.

On recommence, en respirant ensemble. Inspire, 2, 3, 4, 5, bloque ta respiration, 6, 7, 8, 9, 10, expire, 12, 13, 14, 15. C'est bien, continue comme ça !" Cette technique simple permet à l'enfant de se concentrer sur sa respiration et de la ralentir, tout en suivant un rythme régulier.

Vous pouvez adapter le décompte en fonction de l'âge et de la capacité respiratoire de votre enfant. L'essentiel est de maintenir des phases d'inspiration, de rétention et d'expiration de même durée, pour équilibrer le système nerveux.

La respiration de l'arc-en-ciel

Cet exercice amusant fait appel à l'imagination et aux couleurs pour aider l'enfant à se détendre et à se recentrer.

Proposez-lui de s'allonger ou de s'asseoir confortablement, puis guidez-le dans une respiration colorée : "Imagine que tu as un joli arc-en-ciel dans ton ventre. On va le faire briller de toutes les couleurs en respirant ! On commence par le rouge. Inspire profondément et imagine que tu remplis ton ventre de lumière rouge. Maintenant, souffle tout l'air et imagine que tu crées un grand nuage rouge. On passe à l'orange. Inspire, remplis-toi d'orange, puis souffle un nuage orange. Ensuite le jaune, le vert, le bleu, et le violet. Super ! Maintenant, tu peux choisir ta couleur préférée et la faire briller encore plus fort dans ton ventre en respirant."

Cette visualisation ludique permet à l'enfant d'associer sa respiration à des images agréables et apaisantes. Elle l'aide à se concentrer sur les sensations dans son corps, tout en stimulant sa créativité et son imagination.

Intégrer la respiration consciente dans la vie familiale

Au-delà des exercices spécifiques, l'essentiel est d'intégrer la respiration consciente dans le quotidien de votre enfant, d'en faire un réflexe naturel pour gérer ses émotions et prendre soin de lui. Voici quelques pistes pour faire de la respiration un allié familial :

Respirez ensemble au quotidien

Profitez des moments de partage et de complicité avec votre enfant pour pratiquer la respiration consciente ensemble. Par exemple, vous pouvez vous accorder quelques respirations profondes au moment du coucher, en vous racontant votre journée. Ou faire une pause respiration lors d'une balade en nature, en observant le mouvement des feuilles dans les arbres. L'idée est d'associer la respiration à des moments agréables et bénéfiques, pour en faire un rituel positif.

Montrez l'exemple

Les enfants apprennent beaucoup en observant et en imitant leurs parents. En pratiquant vous-même la respiration consciente au quotidien, vous montrez l'exemple à votre enfant. N'hésitez pas à verbaliser ce que vous faites, à partager vos sensations et vos bienfaits.

Par exemple : "Je me sens un peu stressé, je vais prendre quelques grandes respirations pour me calmer. Tu veux respirer avec moi ?" En étant authentique et cohérent, vous aidez votre enfant à intégrer naturellement la respiration dans sa vie.

Utilisez des supports ludiques

Pour rendre la pratique de la respiration plus attrayante et motivante pour votre enfant, vous pouvez utiliser des supports ludiques adaptés à son âge.

Par exemple, des livres illustrés sur la respiration, des applications de méditation guidée pour enfants, des peluches "respirantes" à poser sur le ventre, ou encore des jeux de société autour des émotions et de la relaxation. Ces outils peuvent être de précieux alliés pour initier votre enfant à la respiration de manière douce et amusante.

Encouragez et valorisez

Comme pour tout apprentissage, il est essentiel d'encourager et de valoriser les efforts de votre enfant dans sa pratique de la respiration. Félicitez-le quand il pense à respirer dans un moment de stress, soulignez ses progrès quand il arrive à se calmer plus rapidement, célébrez sa créativité quand il invente ses propres exercices.

En lui montrant que vous êtes fier de lui et que sa respiration est une compétence précieuse, vous renforcez sa motivation et son estime de lui.

Conclusion

Enseigner les techniques de respiration à nos enfants, c'est leur offrir un merveilleux cadeau pour la vie. En leur apprenant à être conscients de leur souffle et à l'utiliser pour réguler leurs émotions, nous les aidons à grandir de manière plus sereine et résiliente.

Nous leur donnons des outils précieux pour cultiver leur bien-être, prendre soin de leur santé et s'épanouir pleinement. Alors, dès le plus jeune âge, invitons nos enfants à explorer la magie de leur respiration. Partageons avec eux des moments de souffle conscient, dans la joie et la bienveillance.

Montrons-leur que leur respiration est une alliée fidèle, toujours disponible pour les apaiser, les fortifier, les relier à eux-mêmes et au monde. Et surtout, laissons-nous inspirer par leur respiration naturelle et spontanée.

Car les enfants sont nos plus grands maîtres en matière de présence et d'émerveillement. En respirant à leurs côtés, nous réapprenons à vivre pleinement l'instant présent, à savourer les joies simples de l'existence.

Alors, inspirons... et expirons. Et partageons le souffle de vie avec nos enfants, pour un monde plus apaisé et plus heureux, une respiration à la fois.

Partie V : Respiration, mode de vie sain et immunité

Maintenant que vous maîtrisez les techniques de respiration pour renforcer votre immunité, il est temps d'élargir votre perspective. Car la respiration, aussi puissante soit-elle, n'est qu'un aspect d'une approche globale de la santé.

Pour que vos défenses naturelles fonctionnent de manière optimale, elles ont besoin d'un terrain favorable, d'un mode de vie qui les soutient au quotidien. Dans cette cinquième partie, nous explorerons les différentes facettes de ce mode de vie sain, en mettant l'accent sur le rôle clé de la respiration.

Vous découvrirez comment votre environnement, votre alimentation, votre activité physique et votre sommeil influencent votre capacité respiratoire et votre immunité. Vous apprendrez aussi les gestes simples à adopter au quotidien pour faire de chaque inspiration une bouffée de vitalité.

Alors, êtes-vous prêt à transformer votre style de vie pour donner à votre corps et à votre souffle les meilleures conditions pour s'épanouir ? Tournez la page, et laissez-vous guider vers une nouvelle hygiène de vie, où chaque respiration est une invitation à la santé et au bien-être.

Chapitre 21 : L'importance d'un environnement sain

Nous passons en moyenne 80 à 90% de notre temps dans des espaces clos, que ce soit chez nous, au travail, dans les transports ou les lieux publics. La qualité de l'air que nous respirons dans ces environnements a donc un impact considérable sur notre santé, notre bien-être et notre immunité.

Pourtant, nous avons souvent tendance à négliger cet aspect essentiel, en nous focalisant davantage sur la pollution extérieure. Or, l'air intérieur peut être jusqu'à 5 fois plus pollué que l'air extérieur, selon l'Observatoire de la Qualité de l'Air Intérieur (OQAI).

Une multitude de polluants chimiques, biologiques et physiques peuvent en effet s'accumuler dans nos espaces clos, provenant des matériaux de construction, du mobilier, des produits d'entretien, des appareils de chauffage ou encore de nos propres activités.

Respirer un air intérieur de mauvaise qualité, chargé en composés organiques volatils (COV), en particules fines, en moisissures ou en allergènes, peut entraîner des conséquences néfastes sur notre système respiratoire et notre immunité. Cela peut aggraver des pathologies existantes comme l'asthme ou les allergies, mais aussi favoriser l'apparition de nouveaux troubles comme les irritations des voies respiratoires, les maux de tête, la fatigue chronique ou encore une plus grande susceptibilité aux infections.

Prendre soin de la qualité de l'air dans nos environnements intérieurs devient donc un enjeu majeur de santé publique. C'est un geste essentiel pour préserver notre capital respiratoire, renforcer nos défenses immunitaires et nous prémunir contre de nombreuses maladies.

C'est aussi un acte de prévention qui s'inscrit dans une approche globale de santé environnementale, visant à créer des espaces de vie sains et épanouissants. Dans ce chapitre, nous allons explorer les différentes facettes d'un environnement intérieur sain et respirable.

Vous découvrirez les principaux polluants de l'air intérieur, leurs sources et leurs effets sur notre santé. Vous apprendrez aussi les gestes simples et efficaces pour améliorer la qualité de l'air chez vous, au bureau ou dans tout autre espace clos.

Enfin, nous verrons comment faire de la respiration consciente un allié précieux pour vous protéger des polluants et optimiser les bienfaits de votre environnement. Alors, prêts à faire le ménage dans votre air intérieur ? Inspirez un grand bol d'air pur, et plongeons ensemble dans cet enjeu crucial pour notre santé et celle de notre planète.

Les polluants de l'air intérieur : des ennemis invisibles

Avant de voir comment créer un environnement intérieur sain, il est important de comprendre ce qui peut le rendre malsain. Les polluants de l'air intérieur sont nombreux, variés et souvent invisibles à l'œil nu.

Ils peuvent être d'origine chimique, biologique ou physique, et provenir de sources multiples, parfois insoupçonnées. Voici un aperçu des principaux polluants que l'on peut retrouver dans nos espaces clos :

Les composés organiques volatils (COV)

Les COV sont des substances chimiques qui s'évaporent facilement à température ambiante, dégageant des molécules dans l'air que nous respirons. Ils sont présents dans de très nombreux produits et matériaux courants :

- Les peintures, vernis, colles, solvants

- Les produits d'entretien et de désinfection

- Les cosmétiques et produits d'hygiène

- Les matériaux de construction et de décoration (moquettes, revêtements, panneaux)

- Le mobilier et les équipements (meubles en aggloméré, imprimantes, photocopieurs)

L'exposition chronique aux COV peut provoquer des irritations des yeux, du nez et de la gorge, des maux de tête, des nausées, une fatigue chronique. Certains COV comme le benzène ou le formaldéhyde sont même classés comme cancérogènes avérés ou probables par le Centre International de Recherche sur le Cancer (CIRC).

Les particules fines

Les particules fines sont des minuscules fragments de matière solide ou liquide en suspension dans l'air, d'un diamètre inférieur à 10 micromètres (PM10) ou 2,5 micromètres (PM2.5).

Elles peuvent être d'origine naturelle (pollens, spores, poussières) ou anthropique (combustion, usure des matériaux). En intérieur, elles proviennent principalement :

- Des appareils de chauffage et de cuisson (cheminées, poêles, cuisinières)

- De la fumée de tabac

- Des bougies et de l'encens

- Des activités de bricolage et de ménage

Du fait de leur petite taille, les particules fines pénètrent profondément dans notre système respiratoire, jusqu'aux alvéoles pulmonaires. Elles peuvent provoquer une inflammation chronique des voies aériennes, aggraver l'asthme et les maladies respiratoires, et même favoriser les maladies cardiovasculaires et certains cancers à long terme.

Les moisissures et les allergènes

L'humidité excessive dans un bâtiment, due à un manque d'aération ou à des infiltrations d'eau, favorise le développement de moisissures. Ces champignons microscopiques prolifèrent sur les surfaces humides (murs, plafonds, joints de carrelage) et libèrent dans l'air des spores et des composés organiques volatils microbiens (COVM).

L'inhalation de ces substances peut provoquer des réactions allergiques, des irritations des voies respiratoires, des infections pulmonaires chez les personnes sensibles. Les moisissures peuvent aussi aggraver l'asthme et d'autres pathologies respiratoires chroniques.

D'autres allergènes comme les acariens, les squames d'animaux ou les pollens peuvent s'accumuler dans la poussière et les textiles intérieurs (tapis, rideaux, literie). Ils représentent un facteur de risque important pour les personnes allergiques ou asthmatiques.

Le radon

Le radon est un gaz radioactif naturel, inodore et incolore, qui provient de la désintégration de l'uranium présent dans les sols et les roches. Il peut s'infiltrer dans les bâtiments par les fissures, les joints ou les canalisations, et s'accumuler dans l'air intérieur, surtout dans les pièces peu ventilées en contact avec le sol (caves, sous-sols).

L'exposition chronique au radon est la deuxième cause de cancer du poumon après le tabagisme. Ce risque est particulièrement élevé pour les fumeurs, car il y a un effet de synergie entre le radon et la fumée de tabac.

Les perturbateurs endocriniens

Les perturbateurs endocriniens sont des substances chimiques capables d'interférer avec notre système hormonal, même à très faible dose. Ils peuvent imiter, bloquer ou perturber l'action de nos hormones naturelles, et ainsi avoir des effets néfastes sur notre santé et notre développement. On les retrouve dans de nombreux produits de consommation courante :

- Les plastiques et les résines (bisphénol A, phtalates)

- Les cosmétiques et les produits d'hygiène (parabènes, triclosan)

- Les pesticides et les biocides (organochlorés, pyréthrinoïdes)

- Les retardateurs de flamme (polybromodiphényléthers ou PBDE)

L'exposition aux perturbateurs endocriniens est suspectée de favoriser certains cancers hormono-dépendants (sein, prostate, thyroïde), des troubles de la fertilité et de la reproduction, des maladies métaboliques (obésité, diabète), des troubles neuro-développementaux chez l'enfant.

Bien que leurs effets sur le système immunitaire soient encore mal connus, certaines études suggèrent que les perturbateurs endocriniens pourraient altérer nos défenses immunitaires et favoriser les maladies auto-immunes et les allergies.

Comme nous pouvons le voir, la pollution de l'air intérieur est un phénomène complexe et multifactoriel, qui peut entraîner des répercussions importantes sur notre santé respiratoire et notre immunité. Prendre conscience de ces polluants invisibles est la première étape pour s'en prémunir et créer un environnement intérieur plus sain. Mais quels sont les gestes concrets pour y parvenir ?

C'est ce que nous allons voir maintenant, avec quelques conseils simples et efficaces pour assainir notre air intérieur.

Les bons gestes pour un air intérieur sain

Améliorer la qualité de l'air dans nos espaces clos ne nécessite pas forcément de grands investissements ou des changements radicaux de mode de vie.

Avec quelques habitudes et réflexes simples, nous pouvons significativement réduire notre exposition aux polluants et créer un environnement intérieur plus sain et respirable. Voici 10 gestes clés à adopter au quotidien :

- Aérer régulièrement son logement, au moins 10 minutes par jour, été comme hiver. L'aération permet d'évacuer l'air vicié et les polluants accumulés, et de le renouveler avec de l'air frais extérieur. Pensez à aérer davantage pendant les activités polluantes (ménage, bricolage, cuisine) et après une absence prolongée.

- Maintenir une ventilation efficace et régulière, qu'elle soit naturelle (grilles d'aération) ou mécanique (VMC). Vérifiez que les entrées et sorties d'air ne sont pas obstruées, et faites entretenir votre système de ventilation par un professionnel.

- Choisir des produits et des matériaux peu émissifs en COV, en privilégiant les labels environnementaux (Ecolabel européen, NF Environnement, GUT pour les moquettes). Pour vos travaux et aménagements, préférez des peintures aqueuses ou labellisées, des colles et vernis sans solvants, des meubles en bois massif ou labellisés.

- Limiter l'usage des produits d'entretien et de désinfection, en se tournant vers des alternatives plus naturelles comme le savon noir, le vinaigre blanc ou le bicarbonate. Quand vous devez utiliser des produits chimiques, respectez les doses préconisées, aérez pendant et après l'utilisation.

- Bannir la fumée de tabac des espaces intérieurs, en appliquant strictement l'interdiction de fumer dans les lieux publics et en encourageant l'arrêt du tabac à la maison. La fumée de tabac est l'une des principales sources de pollution intérieure, émettant des milliers de substances toxiques.

- Éviter les parfums d'intérieur et les bougies parfumées, qui émettent des COV et des particules fines. Préférez des méthodes naturelles pour parfumer votre intérieur, comme les fleurs fraîches, les huiles essentielles ou les pommes de pin.

- Dépoussiérer régulièrement les surfaces et les textiles, avec un chiffon humide ou un aspirateur équipé d'un filtre HEPA. La poussière est un réservoir d'allergènes et de polluants, qu'il est important d'éliminer fréquemment, surtout si vous êtes allergique.

- Limiter l'humidité et prévenir les moisissures, en aérant après les douches, en utilisant une hotte dans la cuisine, en réparant les fuites d'eau. Si vous observez des taches d'humidité ou des moisissures, traitez-les rapidement avec une solution d'eau et de javel.

- Choisir des plantes dépolluantes pour assainir votre air intérieur de façon naturelle. Certaines plantes comme le lierre, le spathiphyllum, le ficus ou l'aloe vera sont capables d'absorber les COV et autres polluants. Placez-en dans les pièces où vous passez le plus de temps.

- Faire tester le taux de radon dans votre habitation, surtout si vous vivez dans une zone à risque (consultez la cartographie de l'IRSN). Si le taux dépasse 300 Bq/m3, envisagez des travaux pour améliorer l'étanchéité de votre soubassement et renforcer la ventilation.

En intégrant progressivement ces gestes dans votre routine, vous pouvez significativement améliorer la qualité de l'air dans votre environnement intérieur. C'est un investissement précieux pour votre santé respiratoire, votre immunité et votre bien-être au quotidien.

Mais au-delà de ces actions concrètes sur votre lieu de vie, il est aussi essentiel de développer une conscience et une vigilance accrues sur la qualité de l'air que vous respirez, où que vous soyez. C'est là que la respiration consciente devient un allié précieux.

La respiration consciente, un bouclier contre les polluants

Comme nous l'avons vu tout au long de ce livre, la respiration consciente est un formidable outil de santé, qui agit à de multiples niveaux sur notre bien-être physique, mental et émotionnel. Mais saviez-vous qu'elle pouvait aussi nous aider à nous protéger des polluants de l'air intérieur ?

En effet, en développant une attention et une maîtrise accrues de notre souffle, nous pouvons optimiser notre façon de respirer et créer les conditions favorables à une respiration saine et protectrice. Voici quelques pistes simples pour faire de votre respiration votre meilleur bouclier contre les polluants intérieurs :

- Privilégiez la respiration nasale plutôt que buccale. Le nez est spécialement conçu pour filtrer, humidifier et réchauffer l'air avant son arrivée dans les poumons. En respirant par le nez, vous permettez à cet incroyable filtre naturel de jouer pleinement son rôle protecteur.

- Pratiquez régulièrement des exercices de respiration abdominale. En sollicitant pleinement votre diaphragme, vous favorisez une ventilation profonde et complète de vos poumons, réduisant ainsi la stagnation de l'air et l'accumulation des polluants dans les voies respiratoires.

- Intégrez des moments de respiration consciente dans votre routine quotidienne, surtout lorsque vous passez beaucoup de temps en intérieur. Quelques minutes de respiration profonde et attentive peuvent vous aider à oxygéner vos cellules, détoxifier votre organisme et renforcer votre immunité respiratoire.

- Lorsque la qualité de l'air intérieur est particulièrement mauvaise (pendant des travaux, en cas de pic de pollution...), n'hésitez pas à porter un masque filtrant. Choisissez un modèle adapté au type de polluants présents et veillez à le changer régulièrement.

- Si vous pratiquez des activités potentiellement polluantes (bricolage, ménage avec des produits chimiques...), soyez particulièrement attentif à votre respiration. Privilégiez des produits moins toxiques, aérez pendant et après l'activité, et accordez-vous des pauses respiratoires régulières à l'air libre.

En cultivant cette conscience et cette maîtrise de votre respiration, vous transformez votre souffle en un véritable allié santé. Vous optimisez votre capacité à vous protéger des polluants intérieurs, tout en nourrissant votre corps de l'oxygène vital dont il a besoin.

Votre respiration devient ainsi votre meilleur atout pour préserver votre capital respiratoire et votre immunité, même dans un environnement intérieur challengeant.

Conclusion

L'importance d'un environnement sain pour notre respiration et notre santé globale ne peut être sous-estimée. La qualité de l'air que nous respirons chez nous, au travail ou dans tout autre espace clos a un impact direct sur notre bien-être physique, mental et émotionnel.

En prenant conscience des polluants potentiels qui nous entourent et en agissant pour les réduire, nous posons les bases d'une respiration saine et d'une immunité renforcée. Mais au-delà des gestes pratiques pour assainir notre air intérieur, il est essentiel de cultiver une relation consciente et maîtrisée à notre respiration.

En apprenant à respirer de façon optimale, en accord avec notre physiologie, nous devenons acteurs de notre santé respiratoire. Nous développons notre capacité à nous protéger des agressions extérieures et à soutenir nos défenses naturelles.

Alors, inspirons profondément, et engageons-nous sur le chemin d'un environnement intérieur plus sain. Prenons soin de l'air que nous respirons comme nous prenons soin de notre alimentation ou de notre activité physique.

Et faisons de chaque inspiration une opportunité de nous connecter à ce qui est essentiel, vital, à la source même de notre énergie. Chaque souffle conscient est un pas vers une vie plus saine, plus harmonieuse et plus épanouie.

Une vie où notre respiration, libérée des entraves de la pollution, peut déployer tout son potentiel de vitalité et de bien-être. Alors, à chaque instant, choisissons de respirer la vie en pleine conscience. Notre corps, notre esprit et notre planète nous en seront reconnaissants.

Chapitre 22 : Alimentation et respiration

Nous avons vu dans les chapitres précédents à quel point la respiration est essentielle pour notre santé et notre bien-être. Mais saviez-vous que notre alimentation joue aussi un rôle clé dans la qualité de notre respiration et notre capacité à bien oxygéner notre corps ?

En effet, ce que nous mangeons influence directement la santé de nos poumons, la vitalité de nos cellules et l'efficacité des échanges gazeux qui s'opèrent à chaque inspiration. Dans ce chapitre, nous allons explorer le lien fascinant entre nutrition et respiration.

Vous découvrirez quels sont les nutriments indispensables au bon fonctionnement de votre système respiratoire, et comment composer vos repas pour optimiser votre oxygénation. Nous verrons aussi quelles sont les habitudes alimentaires à éviter, qui peuvent entraver votre souffle et favoriser les troubles respiratoires.

Enfin, vous apprendrez des recettes et des conseils pratiques pour faire de chaque bouchée un allié de votre respiration. Alors, prêts à découvrir les secrets d'une alimentation qui booste votre oxygénation ? C'est parti pour un voyage au cœur de votre assiette, à la rencontre de ces précieux nutriments qui donnent du souffle à votre vie !

Les nutriments essentiels pour une respiration optimale

Notre système respiratoire est une véritable merveille de la nature. Chaque jour, il permet à notre corps de capter l'oxygène de l'air et de le distribuer jusqu'au cœur de nos cellules, tout en évacuant le dioxyde de carbone produit par notre métabolisme.

Pour assurer ce rôle vital, nos poumons, nos bronches et nos alvéoles ont besoin d'être en pleine forme. Et cela passe en grande partie par une alimentation riche en nutriments spécifiques. Voici un tour d'horizon des principaux nutriments qui soutiennent notre fonction respiratoire :

Les antioxydants, boucliers de nos poumons

Les antioxydants sont des molécules précieuses qui protègent nos cellules des dommages causés par le stress oxydatif et l'inflammation. Or, nos poumons sont particulièrement exposés à ces agressions, du fait de leur contact direct avec l'air extérieur chargé de polluants, de fumée, d'allergènes.

En nous apportant un cocktail varié d'antioxydants, les fruits et légumes colorés agissent comme de véritables boucliers pour notre système respiratoire. Parmi les stars des antioxydants, on trouve :

- La vitamine C : ce puissant antioxydant contribue à protéger les tissus pulmonaires et à réduire la bronchoconstriction chez les personnes asthmatiques. On la trouve en abondance dans les agrumes, le kiwi, le poivron, le brocoli ou encore le persil.

- Les caroténoïdes : ces pigments qui donnent aux fruits et légumes leurs couleurs éclatantes (orange, rouge, jaune) sont de précieux alliés pour nos poumons. Le bêta-carotène, en particulier, aide à maintenir l'intégrité des muqueuses respiratoires. Les champions des caroténoïdes sont la carotte, la patate douce, le potiron, les épinards, les abricots.

- Les polyphénols : présents dans de nombreux végétaux, ces antioxydants aux multiples vertus aident à prévenir les maladies respiratoires chroniques comme la BPCO. On les trouve notamment dans les petits fruits rouges, le raisin, le thé vert, le cacao ou encore le curcuma.

En variant les couleurs dans votre assiette, vous offrez à vos poumons une palette complète d'antioxydants pour les chouchouter au quotidien. Visez au moins 5 portions de fruits et légumes par jour, en privilégiant la variété et la saisonnalité.

Les oméga-3, des acides gras précieux pour notre souffle

Les oméga-3 sont des acides gras polyinsaturés essentiels, que notre corps ne peut pas fabriquer et que nous devons donc trouver dans notre alimentation.

Ils jouent un rôle crucial dans la régulation de l'inflammation, qui est souvent à l'origine des troubles respiratoires comme l'asthme ou les allergies. Deux oméga-3 en particulier sont importants pour notre santé respiratoire :

- L'EPA (acide eicosapentaénoïque) : cet oméga-3 à longue chaîne aide à réduire la production de molécules pro-inflammatoires dans nos poumons. Il est abondant dans les poissons gras comme le saumon, les sardines, le maquereau ou encore les anchois.

- L'ALA (acide alpha-linolénique) : cet oméga-3 à chaîne courte est le précurseur de l'EPA dans notre corps. On le trouve principalement dans les sources végétales comme les noix, les graines de chia et de lin, ou encore l'huile de colza.

Pour profiter pleinement des bienfaits des oméga-3, il est recommandé de consommer du poisson gras au moins 2 fois par semaine, et d'intégrer régulièrement des sources végétales d'ALA dans ses menus. Vous pouvez par exemple saupoudrer vos salades de graines de lin broyées, ou utiliser de l'huile de colza pour assaisonner vos crudités.

Le magnésium, un minéral essentiel pour une respiration détendue

Le magnésium est un minéral impliqué dans plus de 300 réactions biochimiques dans notre corps. Il joue notamment un rôle clé dans la relaxation musculaire, y compris celle des muscles respiratoires comme le diaphragme et les bronches.

Une carence en magnésium peut ainsi favoriser une respiration tendue, saccadée, et aggraver les symptômes de l'asthme. Les bonnes sources de magnésium sont :

- Les légumes verts à feuilles comme les épinards, la blette, les brocolis

- Les légumineuses comme les haricots, les lentilles, les pois chiches

- Les fruits oléagineux comme les amandes, les noix de cajou, les noisettes

- Les céréales complètes comme le quinoa, le sarrasin, l'avoine

- Le cacao et le chocolat noir

Pour optimiser votre apport en magnésium, pensez à inclure ces aliments dans votre alimentation quotidienne. Vous pouvez par exemple saupoudrer vos yaourts de fruits secs, préparer des salades de légumineuses ou encore croquer quelques carrés de chocolat noir en dessert.

La vitamine D, un nutriment solaire pour des poumons en pleine santé

La vitamine D est une vitamine particulière, que notre corps peut synthétiser grâce à l'exposition au soleil. Mais on peut aussi la trouver dans certains aliments comme les poissons gras, les œufs ou encore les champignons.

Cette vitamine joue un rôle important dans la santé de nos os, mais aussi de notre système immunitaire et respiratoire. Des études ont montré qu'une carence en vitamine D était associée à un risque accru d'infections respiratoires, d'exacerbations de l'asthme et de la BPCO.

À l'inverse, des taux suffisants de vitamine D semblent protéger la fonction pulmonaire et réduire l'inflammation des voies aériennes. Pour faire le plein de vitamine D, il est recommandé de s'exposer au soleil 15 à 20 minutes par jour, au moins sur les avant-bras et le visage.

Mais attention, cette synthèse ne fonctionne bien que d'avril à octobre sous nos latitudes. En hiver, ou si vous ne vous exposez pas assez, pensez à consommer régulièrement des aliments riches en vitamine D comme :

- Les poissons gras (saumon, sardines, maquereau...)

- Les œufs (surtout le jaune)

- Les champignons exposés aux UV

- Les produits laitiers enrichis en vitamine D

Si besoin, votre médecin pourra aussi vous prescrire une supplémentation adaptée, après avoir vérifié votre taux sanguin de vitamine D.

Les habitudes alimentaires à éviter pour préserver son souffle

Si certains aliments sont de précieux alliés pour notre respiration, d'autres peuvent au contraire lui nuire et favoriser les troubles respiratoires. Voici quelques habitudes alimentaires à limiter ou à éviter pour préserver votre souffle :

L'excès de sel, un ennemi de la respiration

Le sel, ou chlorure de sodium, est un exhausteur de goût largement utilisé dans notre alimentation moderne. S'il est nécessaire en petites quantités pour notre équilibre minéral, sa surconsommation peut avoir des effets néfastes sur notre santé respiratoire.

En effet, un excès de sel favorise la rétention d'eau dans les tissus, y compris au niveau des muqueuses respiratoires. Cela peut entraîner une congestion nasale, une inflammation des bronches et une hypersécrétion de mucus, autant de facteurs qui gênent une respiration fluide et aisée.

De plus, une alimentation riche en sel est souvent associée à un risque accru d'hypertension artérielle, elle-même facteur de risque de troubles respiratoires comme l'apnée du sommeil. Pour limiter votre consommation de sel, quelques réflexes simples :

- Privilégiez les aliments bruts ou peu transformés, qui contiennent naturellement peu de sel ajouté.

- Limitez les produits industriels riches en sel comme les chips, les biscuits apéritifs, les plats préparés, la charcuterie ou encore les conserves.

- En cuisine, remplacez le sel par des épices, des herbes aromatiques, des condiments comme le citron ou le vinaigre pour relever le goût de vos plats.

- À table, évitez de resaler systématiquement avant de goûter. Le temps que vos papilles s'habituent à une saveur moins salée, vous pouvez diminuer progressivement les quantités.

L'OMS recommande de ne pas dépasser 5 g de sel par jour, soit environ une cuillère à café rase. Un objectif atteignable en adoptant une alimentation plus naturelle et savoureuse !

Les acides gras trans, des graisses qui étouffent nos poumons

Les acides gras trans sont des graisses particulières, créées par l'industrie agroalimentaire pour solidifier et stabiliser certains produits. On les trouve principalement dans les aliments frits, les viennoiseries et pâtisseries industrielles, les margarines ou encore les plats préparés.

Ces graisses ont la particularité d'être pro-inflammatoires et de favoriser le stress oxydatif dans notre corps. Or, l'inflammation et le stress oxydatif sont deux mécanismes impliqués dans de nombreuses maladies respiratoires comme l'asthme, les allergies ou encore la BPCO.

Des études ont montré que les personnes qui consommaient beaucoup d'acides gras trans avaient un risque accru de développer de l'asthme et une fonction pulmonaire diminuée. Chez les personnes asthmatiques, ces graisses semblent aussi aggraver les symptômes et la fréquence des crises. Pour limiter votre exposition aux acides gras trans, quelques conseils :

- Limitez votre consommation d'aliments industriels transformés, surtout ceux riches en graisses comme les biscuits, les gâteaux, les barres chocolatées...

- Privilégiez les méthodes de cuisson douces comme la vapeur, le four ou le wok, plutôt que les fritures qui génèrent des acides gras trans.

- Choisissez des matières grasses brutes et de qualité pour vos assaisonnements et vos cuissons : huile d'olive, de colza, de noix, beurre...

- Lisez bien les étiquettes des produits transformés : les acides gras trans sont souvent cachés sous des noms comme "huiles végétales partiellement hydrogénées" ou "graisses hydrogénées".

Depuis 2021, la réglementation européenne interdit les acides gras trans industriels dans les aliments commercialisés. Une bonne nouvelle pour notre santé respiratoire, mais qui ne doit pas nous faire oublier les bons réflexes pour une alimentation plus naturelle et moins transformée !

Les aliments ultra-transformés, des poumons encombrés

Les aliments ultra-transformés sont des produits industriels qui ont subi de nombreux procédés de transformation et qui contiennent souvent beaucoup d'ingrédients ajoutés comme du sucre, du sel, des graisses, des additifs.

Ils sont généralement très palatables, pratiques et peu chers, ce qui explique leur omniprésence dans notre alimentation moderne. Pourtant, la consommation excessive de ces aliments est associée à de nombreux problèmes de santé, y compris respiratoires.

Leur densité calorique élevée, leur faible valeur nutritionnelle et leur teneur en additifs peuvent en effet nuire à notre santé respiratoire de plusieurs façons. Tout d'abord, les aliments ultra-transformés sont souvent riches en sucres ajoutés, en graisses saturées et en sel, des nutriments qui favorisent l'inflammation chronique dans notre corps.

Or, l'inflammation est un facteur aggravant de nombreuses maladies respiratoires comme l'asthme, les allergies ou la BPCO. En consommant régulièrement ces aliments, nous entretenons un terrain inflammatoire qui fragilise nos poumons et nos voies aériennes. De plus, les aliments ultra-transformés sont généralement pauvres en fibres, en vitamines et en minéraux essentiels au bon fonctionnement de notre système respiratoire.

Les fibres, en particulier, sont importantes pour maintenir un microbiote intestinal équilibré, qui joue un rôle clé dans la régulation de notre immunité respiratoire. Un régime pauvre en fibres peut donc affaiblir nos défenses immunitaires et nous rendre plus vulnérables aux infections.

Enfin, certains additifs présents dans les aliments ultra-transformés, comme les émulsifiants ou les conservateurs, peuvent perturber notre microbiote respiratoire et favoriser la croissance de bactéries pathogènes dans nos voies aériennes. Des études ont montré que la consommation régulière de ces additifs pouvait augmenter le risque de développer des maladies respiratoires chroniques.

Pour préserver notre santé respiratoire, il est donc essentiel de limiter notre consommation d'aliments ultra-transformés et de privilégier une alimentation riche en fruits, légumes, céréales complètes et bonnes graisses. Ces aliments naturels et peu transformés nous apportent les nutriments dont nos poumons ont besoin pour fonctionner de manière optimale et résister aux agressions extérieures.

Des nutriments clés pour une respiration saine

Au-delà de la qualité globale de notre alimentation, certains nutriments jouent un rôle particulièrement important pour notre santé respiratoire et notre capacité à bien oxygéner notre corps. Voici un aperçu des principaux alliés nutritionnels de notre respiration.

Les antioxydants, boucliers de nos poumons

Les antioxydants sont des molécules précieuses qui protègent nos cellules des dommages causés par le stress oxydatif et l'inflammation. Or, nos poumons sont particulièrement exposés à ces agressions, du fait de leur contact direct avec l'air extérieur chargé de polluants, de fumée, d'allergènes. En nous apportant un cocktail varié d'antioxydants, les fruits et légumes colorés agissent comme de véritables boucliers pour notre système respiratoire. Parmi les stars des antioxydants, on trouve :

- La vitamine C : ce puissant antioxydant contribue à protéger les tissus pulmonaires et à réduire la bronchoconstriction chez les personnes asthmatiques. On la trouve en abondance dans les agrumes, le kiwi, le poivron, le brocoli ou encore le persil.

- Les caroténoïdes : ces pigments qui donnent aux fruits et légumes leurs couleurs éclatantes (orange, rouge, jaune) sont de précieux alliés pour nos poumons. Le bêta-carotène, en particulier, aide à maintenir l'intégrité des muqueuses respiratoires. Les champions des caroténoïdes sont la carotte, la patate douce, le potiron, les épinards, les abricots.

- Les polyphénols : présents dans de nombreux végétaux, ces antioxydants aux multiples vertus aident à prévenir les maladies respiratoires chroniques comme la BPCO. On les trouve notamment dans les petits fruits rouges, le raisin, le thé vert, le cacao ou encore le curcuma.

En variant les couleurs dans notre assiette, nous offrons à nos poumons une palette complète d'antioxydants pour les chouchouter au quotidien. Visez au moins 5 portions de fruits et légumes par jour, en privilégiant la variété et la saisonnalité.

Les oméga-3, des acides gras précieux pour notre souffle

Les oméga-3 sont des acides gras polyinsaturés essentiels, que notre corps ne peut pas fabriquer et que nous devons donc trouver dans notre alimentation. Ils jouent un rôle crucial dans la régulation de l'inflammation, qui est souvent à l'origine des troubles respiratoires comme l'asthme ou les allergies. Deux oméga-3 en particulier sont importants pour notre santé respiratoire :

- L'EPA (acide eicosapentaénoïque) : cet oméga-3 à longue chaîne aide à réduire la production de molécules pro-inflammatoires dans nos poumons. Il est abondant dans les poissons gras comme le saumon, les sardines, le maquereau ou encore les anchois.

- L'ALA (acide alpha-linolénique) : cet oméga-3 à chaîne courte est le précurseur de l'EPA dans notre corps. On le trouve principalement dans les sources végétales comme les noix, les graines de chia et de lin, ou encore l'huile de colza.

Pour profiter pleinement des bienfaits des oméga-3, il est recommandé de consommer du poisson gras au moins 2 fois par semaine, et d'intégrer régulièrement des sources végétales d'ALA dans ses menus. Vous pouvez par exemple saupoudrer vos salades de graines de lin broyées, ou utiliser de l'huile de colza pour assaisonner vos crudités.

Le magnésium, un minéral essentiel pour une respiration détendue

Le magnésium est un minéral impliqué dans plus de 300 réactions biochimiques dans notre corps. Il joue notamment un rôle clé dans la relaxation musculaire, y compris celle des muscles respiratoires comme le diaphragme et les bronches.

Une carence en magnésium peut ainsi favoriser une respiration tendue, saccadée, et aggraver les symptômes de l'asthme. Les bonnes sources de magnésium sont :

- Les légumes verts à feuilles comme les épinards, la blette, les brocolis

- Les légumineuses comme les haricots, les lentilles, les pois chiches

- Les fruits oléagineux comme les amandes, les noix de cajou, les noisettes

- Les céréales complètes comme le quinoa, le sarrasin, l'avoine

- Le cacao et le chocolat noir

Pour optimiser votre apport en magnésium, pensez à inclure ces aliments dans votre alimentation quotidienne. Vous pouvez par exemple saupoudrer vos yaourts de fruits secs, préparer des salades de légumineuses ou encore croquer quelques carrés de chocolat noir en dessert.

La vitamine D, un nutriment solaire pour des poumons en pleine santé

La vitamine D est une vitamine particulière, que notre corps peut synthétiser grâce à l'exposition au soleil. Mais on peut aussi la trouver dans certains aliments comme les poissons gras, les œufs ou encore les champignons.

Cette vitamine joue un rôle important dans la santé de nos os, mais aussi de notre système immunitaire et respiratoire. Des études ont montré qu'une carence en vitamine D était associée à un risque accru d'infections respiratoires, d'exacerbations de l'asthme et de la BPCO.

À l'inverse, des taux suffisants de vitamine D semblent protéger la fonction pulmonaire et réduire l'inflammation des voies aériennes. Pour faire le plein de vitamine D, il est recommandé de s'exposer au soleil 15 à 20 minutes par jour, au moins sur les avant-bras et le visage.

Mais attention, cette synthèse ne fonctionne bien que d'avril à octobre sous nos latitudes. En hiver, ou si vous ne vous exposez pas assez, pensez à consommer régulièrement des aliments riches en vitamine D comme :

- Les poissons gras (saumon, sardines, maquereau...)

- Les œufs (surtout le jaune)

- Les champignons exposés aux UV

- Les produits laitiers enrichis en vitamine D

Si besoin, votre médecin pourra aussi vous prescrire une supplémentation adaptée, après avoir vérifié votre taux sanguin de vitamine D.

Adopter une alimentation respiratoire au quotidien

Maintenant que nous avons vu les principaux nutriments qui soutiennent notre respiration, comment les intégrer dans notre alimentation de tous les jours ? Voici quelques conseils pratiques pour composer vos menus autour d'une alimentation respiratoire.

Privilégiez les aliments riches en antioxydants à chaque repas

Pour optimiser votre apport en antioxydants, essayez d'inclure une portion de fruits ou de légumes colorés à chaque repas. Par exemple :

- Au petit-déjeuner : un bol de fruits rouges, un smoothie vert, une tranche de pain complet avec de la purée d'amande et des tranches de kiwi...

- Au déjeuner : une salade composée avec des carottes râpées, des tomates, des poivrons, des noix... ou encore une soupe de potiron, un wok de légumes sautés...

- Au dîner : des brocolis vapeur, une poêlée d'épinards, une compote de fruits...

Variez les couleurs dans votre assiette pour bénéficier d'un large spectre d'antioxydants. N'hésitez pas à explorer de nouveaux fruits et légumes au fil des saisons, pour éveiller vos papilles et stimuler votre créativité culinaire.

Intégrez des oméga-3 plusieurs fois par semaine

Pour couvrir vos besoins en oméga-3, visez 2 à 3 portions de poisson gras par semaine. Vous pouvez par exemple :

- Préparer des darnes de saumon au four avec des herbes et un filet d'huile d'olive

- Déguster des sardines grillées avec une ratatouille de légumes

- Confectionner une terrine de maquereaux aux aromates

Côté végétal, saupoudrez régulièrement vos plats de graines de lin broyées ou de chia, ajoutez une poignée de noix dans vos salades, ou utilisez de l'huile de colza pour assaisonner vos crudités.

Misez sur les aliments riches en magnésium

Pour booster votre apport en magnésium, intégrez régulièrement dans vos menus :

- Des légumes verts à feuilles comme les épinards, la blette, les brocolis, en salade, en soupe, en gratin...

- Des légumineuses comme les lentilles, les pois chiches, les haricots rouges, en salades, en purées, en curry...

- Des fruits oléagineux comme les amandes, les noisettes, les noix de cajou, en collation, dans vos salades ou vos desserts...

- Des céréales complètes comme le quinoa, le sarrasin, l'avoine, en taboulés, en porridge, en accompagnement...

Vous pouvez aussi vous offrir quelques carrés de chocolat noir en dessert ou en collation, pour allier plaisir et bienfaits santé.

Exposez-vous régulièrement au soleil et consommez des aliments riches en vitamine D

Pour optimiser votre statut en vitamine D, essayez de vous exposer au soleil 15 à 20 minutes par jour, au moins sur les avant-bras et le visage, entre avril et octobre. Profitez de votre pause déjeuner pour faire une petite marche au soleil, ou prenez votre café en terrasse le week-end. En parallèle, consommez régulièrement des aliments riches en vitamine D comme :

- Du poisson gras 2 fois par semaine (saumon, sardines, maquereau...)

- Des œufs, en omelette, en coque, brouillés...

- Des champignons exposés aux UV, en salade, en risotto, en sauce...

- Des produits laitiers enrichis en vitamine D, comme certains laits, yaourts ou fromages

Si malgré ces apports, votre taux de vitamine D reste insuffisant, n'hésitez pas à en parler à votre médecin qui pourra vous prescrire une supplémentation adaptée.

Conclusion

L'alimentation est un pilier fondamental de notre santé respiratoire. En choisissant des aliments riches en antioxydants, en oméga-3, en magnésium et en vitamine D, nous offrons à nos poumons les nutriments dont ils ont besoin pour fonctionner de manière optimale et nous protéger des agressions extérieures.

Mais au-delà des nutriments spécifiques, c'est la qualité globale de notre alimentation qui compte. En privilégiant les aliments naturels, peu transformés, riches en fibres et en micronutriments, nous créons un terrain favorable à une respiration saine et efficace.

À l'inverse, en consommant trop d 'aliments ultra-transformés, pauvres en nutriments essentiels et riches en additifs, nous perturbons notre équilibre respiratoire et affaiblissons nos défenses immunitaires.

Alors, à chaque bouchée, pensons à nourrir nos poumons autant que notre corps. Choisissons des aliments frais, colorés, riches en vie et en saveurs. Prenons le temps de les apprécier en pleine conscience, en mâchant lentement et en respirant profondément.

Car manger, c'est aussi un acte respiratoire, un échange intime entre notre corps et la nature qui nous nourrit. En cultivant une alimentation saine et respiratoire, nous posons les bases d'une santé globale et durable.

Nous donnons à notre corps l'énergie et la vitalité dont il a besoin pour s'épanouir pleinement. Nous renforçons notre immunité, notre résilience et notre joie de vivre. Alors, inspirons le parfum des aliments frais, et laissons-les nourrir chaque cellule de notre être.

Expirons en savourant leur goût, leur texture, leur énergie. Et faisons de chaque repas un moment de respiration consciente, de gratitude et de partage. Car en prenant soin de notre alimentation, nous prenons soin de notre souffle.

Et en prenant soin de notre souffle, nous prenons soin de la vie qui nous anime, à chaque inspiration et à chaque bouchée.

Chapitre 23 : Le rôle de l'activité physique

L'activité physique est un pilier essentiel de notre santé et de notre bien-être. Que ce soit pour renforcer notre cœur, nos muscles ou nos os, les bienfaits de l'exercice régulier ne sont plus à démontrer. Mais saviez-vous que l'activité physique joue aussi un rôle crucial dans la santé de nos poumons et notre capacité respiratoire ?

En effet, bouger régulièrement permet non seulement d'améliorer notre endurance et notre souffle, mais aussi de renforcer notre immunité respiratoire et de prévenir de nombreuses maladies.

Dans ce chapitre, nous allons explorer en détail les liens fascinants entre activité physique et respiration. Vous découvrirez comment l'exercice agit sur notre système respiratoire, quels sont les sports les plus bénéfiques pour nos poumons, et comment adapter votre pratique à votre condition physique.

Nous verrons aussi que l'activité physique, associée à une respiration consciente, est un formidable outil pour booster notre énergie, notre mental et notre bien-être global. Alors, chaussez vos baskets, ouvrez grand vos poumons et plongez avec nous dans l'univers vivifiant de l'activité physique au service de votre respiration !

Les effets de l'activité physique sur notre système respiratoire

Lorsque nous pratiquons une activité physique, notre corps tout entier se met en mouvement. Nos muscles se contractent, notre cœur s'accélère, notre circulation sanguine s'active.

Mais c'est aussi tout notre système respiratoire qui se met au diapason pour répondre à l'augmentation de nos besoins en oxygène. Voici un aperçu des principaux effets de l'exercice sur notre respiration.

Une amélioration de notre capacité pulmonaire

L'un des bienfaits les plus immédiats de l'activité physique est l'amélioration de notre capacité pulmonaire, c'est-à-dire le volume d'air que nos poumons peuvent inspirer et expirer à chaque respiration.

Lorsque nous pratiquons un exercice d'endurance comme la course, la natation ou le vélo, nos poumons sont sollicités de manière intense et régulière. Pour faire face à cette demande accrue, ils vont progressivement s'adapter et se renforcer.

Concrètement, l'entraînement régulier permet d'augmenter le volume d'air mobilisé à chaque cycle respiratoire, ce qu'on appelle le volume courant. Nos poumons deviennent capables d'inspirer et d'expirer plus d'air à chaque respiration, améliorant ainsi l'oxygénation de notre organisme.

Cette adaptation est particulièrement visible chez les sportifs d'endurance, dont la capacité pulmonaire peut être jusqu'à 20% supérieure à celle d'une personne sédentaire. Mais l'activité physique ne se contente pas d'augmenter le volume d'air mobilisé.

Elle permet aussi d'améliorer l'efficacité des échanges gazeux au niveau des alvéoles pulmonaires, ces petits sacs situés au bout des bronchioles où s'effectue le passage de l'oxygène vers le sang. Avec l'entraînement, la surface d'échange alvéolaire s'accroît, permettant une diffusion plus rapide et plus complète de l'oxygène vers les globules rouges.

Ainsi, en pratiquant régulièrement une activité d'endurance, nous optimisons le fonctionnement de nos poumons et nous améliorons durablement notre capacité à capter et à utiliser l'oxygène. Un véritable bol d'air pur pour notre organisme !

Un renforcement des muscles respiratoires

Nos poumons ne sont pas les seuls à bénéficier des effets de l'activité physique. Celle-ci permet aussi de renforcer les muscles qui participent à la respiration, au premier rang desquels le diaphragme. Ce large muscle en forme de dôme, situé à la base de la cage thoracique, est le principal moteur de notre respiration.

Lorsque nous inspirons, il se contracte et s'aplatit, augmentant le volume thoracique et permettant l'entrée de l'air dans les poumons. À l'expiration, il se relâche et remonte, aidant à l'évacuation de l'air. Lors d'un exercice physique, le diaphragme est fortement sollicité pour répondre à l'augmentation de la ventilation.

Chez un adulte au repos, il assure environ 70 à 80% du travail respiratoire. Mais lors d'un effort intense, sa contribution peut atteindre les 90%. Cette sollicitation répétée agit comme un véritable entraînement pour le diaphragme, qui gagne progressivement en force et en endurance.

Un diaphragme bien entraîné est plus efficace dans son action de pompage de l'air. Il se fatigue moins vite et est capable de maintenir un niveau de ventilation élevé plus longtemps. C'est un atout précieux pour les sportifs, mais aussi pour les personnes souffrant de maladies respiratoires chroniques comme l'asthme ou la BPCO, dont le diaphragme est souvent affaibli.

Mais le diaphragme n'est pas le seul muscle respiratoire à bénéficier de l'activité physique. Les muscles intercostaux, qui relient les côtes entre elles, et les muscles abdominaux sont aussi fortement sollicités lors de l'expiration forcée. En se contractant, ils aident à expulser l'air plus rapidement et plus complètement, améliorant ainsi l'efficacité de la ventilation.

L'entraînement régulier permet de renforcer et de coordonner l'action de ces différents muscles respiratoires. Ils gagnent en puissance et en endurance, retardant l'apparition de la fatigue respiratoire lors des efforts prolongés. C'est ce qui explique en partie les performances des athlètes d'endurance, capables de maintenir un niveau d'effort élevé pendant de longues périodes sans être essoufflés.

Une meilleure résistance à l'essoufflement

L'essoufflement est une sensation bien connue de tous ceux qui pratiquent une activité physique. Il se caractérise par une respiration rapide, superficielle et inconfortable, souvent accompagnée d'une sensation d'oppression thoracique.

L'essoufflement est un mécanisme naturel de défense de l'organisme face à un effort intense. Il est déclenché lorsque nos muscles en activité produisent plus de dioxyde de carbone (CO_2) que nos poumons ne peuvent en éliminer.

Avec l'entraînement régulier, notre corps apprend à mieux gérer la production et l'élimination du CO_2. Nos poumons deviennent plus efficaces pour évacuer ce gaz, tandis que nos muscles optimisent leur utilisation de l'oxygène.

Résultat : nous pouvons soutenir un effort plus longtemps avant que l'essoufflement ne se fasse sentir. Cette meilleure résistance à l'essoufflement est particulièrement visible chez les sportifs entraînés. Leur seuil de tolérance au CO_2 est plus élevé, ce qui leur permet de maintenir un niveau d'effort intense plus longtemps sans ressentir de gêne respiratoire.

Ils récupèrent aussi plus rapidement après l'effort, leur ventilation revenant à la normale en quelques minutes. Mais cette adaptation ne concerne pas que les athlètes. Même une activité physique modérée et régulière, comme la marche rapide ou le vélo, permet d'améliorer notre résistance à l'essoufflement.

En bougeant régulièrement, nous apprenons à notre corps à mieux gérer son souffle, à trouver son rythme et à s'économiser. C'est un bénéfice précieux pour notre confort respiratoire au quotidien, que ce soit pour monter les escaliers, porter des courses ou jouer avec nos enfants.

Une stimulation de notre immunité respiratoire

Au-delà de ses effets sur notre capacité pulmonaire et notre endurance, l'activité physique joue aussi un rôle clé dans la stimulation de notre immunité respiratoire. En effet, bouger régulièrement permet de renforcer nos défenses naturelles contre les infections et les maladies respiratoires.

Lors d'un exercice modéré, notre organisme libère des substances appelées cytokines, qui ont un effet stimulant sur notre système immunitaire. Ces molécules messagères activent nos globules blancs, en particulier les lymphocytes T et les cellules tueuses naturelles (NK), qui sont en première ligne pour détecter et détruire les agents pathogènes.

L'activité physique favorise aussi la circulation de ces cellules immunitaires dans notre organisme, notamment au niveau des muqueuses respiratoires. En augmentant le flux sanguin et lymphatique dans nos poumons, elle permet à nos défenses de mieux patrouiller et de réagir plus rapidement en cas d'intrusion de virus ou de bactéries.

Des études ont montré que les personnes qui pratiquent une activité physique régulière et modérée ont un risque réduit de contracter des infections respiratoires comme le rhume ou la grippe. Et lorsqu'elles tombent malades, leurs symptômes sont souvent moins sévères et durent moins longtemps que chez les personnes sédentaires.

Attention toutefois à ne pas tomber dans l'excès. Un exercice trop intense ou trop prolongé peut au contraire affaiblir temporairement nos défenses immunitaires, nous rendant plus vulnérables aux infections dans les heures qui suivent l'effort.

C'est ce qu'on appelle la "fenêtre ouverte", une période de fragilité bien connue des sportifs de haut niveau. Pour bénéficier pleinement des effets immunostimulants de l'activité physique, mieux vaut donc miser sur une pratique régulière et modérée, en évitant les efforts trop violents ou trop longs. C'est la clé pour faire de l'exercice un véritable bouclier pour notre santé respiratoire.

Les activités physiques les plus bénéfiques pour notre respiration

Nous l'avons vu, l'activité physique est une formidable alliée pour notre santé respiratoire. Mais toutes les activités ne se valent pas en termes de bénéfices pour nos poumons. Certaines sont particulièrement indiquées pour améliorer notre souffle, renforcer nos muscles respiratoires et stimuler notre immunité. Voici un tour d'horizon des pratiques les plus intéressantes.

La marche rapide, un exercice accessible à tous

La marche est souvent considérée comme une activité physique douce, voire anodine. Pourtant, lorsqu'elle est pratiquée de manière rapide et régulière, elle peut avoir des effets très bénéfiques sur notre santé respiratoire. C'est une activité simple, accessible à tous et qui ne nécessite aucun équipement particulier, si ce n'est une bonne paire de chaussures.

Marcher d'un bon pas pendant 30 à 45 minutes par jour permet de solliciter notre système cardiovasculaire et respiratoire sans trop de fatigue. Notre rythme cardiaque augmente, notre ventilation s'accélère, mais sans atteindre un seuil d'essoufflement inconfortable.

C'est ce qu'on appelle une activité d'endurance modérée, idéale pour améliorer notre capacité pulmonaire et notre résistance à l'effort. La marche rapide est aussi un excellent moyen de renforcer notre diaphragme et nos muscles respiratoires.

Lorsque nous marchons, notre cage thoracique est en constant mouvement, ce qui stimule l'action du diaphragme. Plus nous accélérons le pas, plus celui-ci est sollicité pour répondre à l'augmentation de nos besoins en oxygène. Pour optimiser les bénéfices respiratoires de la marche, il est important de maintenir une bonne posture.

Tenez-vous droit, les épaules détendues et la tête haute. Respirez de manière ample et régulière, en gonflant bien votre ventre à l'inspiration et en expirant complètement. Vous pouvez aussi synchroniser votre respiration avec vos pas, par exemple en inspirant sur deux pas et en expirant sur trois.

N'hésitez pas à varier les terrains et les parcours pour travailler différemment votre souffle. Les montées sont particulièrement intéressantes pour renforcer l'endurance respiratoire, tandis que les descentes permettent de travailler l'expiration forcée. Marcher en pleine nature, au grand air, est aussi un excellent moyen de faire le plein d'énergie et de booster son immunité.

La natation, l'activité respiratoire par excellence

La natation est souvent considérée comme l'un des sports les plus complets. Elle sollicite en effet tous les groupes musculaires du corps, sans impact traumatisant pour les articulations. Mais c'est aussi une activité extraordinaire pour le système respiratoire.

En effet, la natation exige une coordination précise entre la respiration et les mouvements, ce qui en fait un formidable entraînement pour nos poumons et nos muscles respiratoires. Lorsque nous nageons, notre visage est immergé une grande partie du temps, nous obligeant à adapter notre rythme respiratoire à nos mouvements de bras et de jambes.

Concrètement, nous devons apprendre à inspirer rapidement lorsque notre bouche sort de l'eau, puis à expirer lentement et complètement sous l'eau pendant nos phases de propulsion. Ce rythme respiratoire spécifique, appelé "respiration bilatérale" ou "respiration alternée", a de multiples bénéfices pour notre santé respiratoire.

Tout d'abord, il renforce considérablement nos muscles respiratoires, en particulier notre diaphragme et nos intercostaux. Lorsque nous expirons contre la pression de l'eau, ces muscles doivent travailler plus intensément pour vider nos poumons. Au fil des longueurs, ils gagnent en force et en endurance, améliorant ainsi notre capacité respiratoire globale.

De plus, la pression de l'eau sur notre cage thoracique crée une résistance naturelle à l'inspiration, un peu comme un entraînement en hypoxie. Pour surmonter cette résistance et remplir nos poumons d'air, nous devons générer une pression inspiratoire plus importante, ce qui renforce les muscles inspiratoires et augmente notre volume pulmonaire.

Mais les bienfaits de la natation ne s'arrêtent pas là. Cette activité stimule aussi notre circulation sanguine et lymphatique, favorisant ainsi l'oxygénation de nos tissus et l'élimination des toxines. La pression de l'eau sur notre corps agit comme un massage doux et régulier, qui booste le retour veineux et lymphatique vers le cœur.

Cette meilleure circulation est particulièrement bénéfique pour notre immunité. Elle permet à nos globules blancs de mieux patrouiller dans notre organisme et d'être plus réactifs face aux agents pathogènes. Elle favorise aussi la réparation et la régénération de nos tissus, en apportant les nutriments et l'oxygène nécessaires aux cellules.

Enfin, la natation est une activité profondément relaxante et apaisante pour le corps et l'esprit. Le contact avec l'eau, les mouvements fluides, le rythme régulier de la respiration... Tout concourt à induire un état de détente et de bien-être, qui réduit notre niveau de stress et renforce notre résilience psychologique.

Or, nous savons aujourd'hui que le stress chronique est l'un des principaux ennemis de notre immunité. En nous maintenant dans un état d'alerte permanent, il perturbe l'équilibre de nos défenses et nous rend plus vulnérables aux infections et aux maladies.

En nous aidant à mieux gérer notre stress, la natation agit donc aussi indirectement sur notre immunité. Alors, comment intégrer la natation dans notre routine pour en tirer tous les bénéfices respiratoires et immunitaires ? Voici quelques conseils pratiques.

Adoptez une respiration consciente et régulière

La clé d'une natation efficace et confortable est d'adopter une respiration consciente et régulière, en synchronisant votre souffle avec vos mouvements. Que vous pratiquiez la brasse, le crawl ou le dos, essayez de maintenir un rythme respiratoire stable, en inspirant et en expirant toujours au même moment du cycle de nage.

Par exemple, en crawl, vous pouvez inspirer sur le côté tous les trois mouvements de bras, puis expirer lentement dans l'eau pendant les deux mouvements suivants. En brasse, inspirez quand vous sortez la tête de l'eau pour la prise d'air, puis expirez longuement pendant la phase de glisse.

L'essentiel est de trouver un rythme qui vous convienne et que vous pouvez maintenir sur la durée sans vous essouffler. N'hésitez pas à ajuster votre rythme respiratoire en fonction de votre vitesse et de votre niveau de fatigue. L'important est de toujours garder un temps d'expiration plus long que le temps d'inspiration, pour bien vider vos poumons.

Travaillez votre expiration aquatique

L'un des secrets d'une respiration aquatique efficace est de bien maîtriser son expiration. Contrairement à ce qu'on pourrait penser, il est en effet plus important d'expirer complètement sous l'eau que d'inspirer profondément hors de l'eau.

En vidant entièrement vos poumons pendant la phase d'immersion, vous permettez une meilleure élimination du CO_2 et vous créez de l'espace pour l'inspiration suivante. Vous réduisez aussi le risque d'hyperventilation et de sensation d'essoufflement, en évitant d'accumuler de l'air résiduel.

Pour travailler votre expiration aquatique, vous pouvez réaliser des exercices spécifiques comme les coulées ventrales ou dorsales. Le principe est simple : après une inspiration, vous vous laissez glisser sur l'eau en position allongée, en expirant très lentement et très profondément par le nez et la bouche.

L'objectif est de prolonger votre expiration au maximum, jusqu'à vider complètement vos poumons. Vous pouvez aussi vous entraîner à expirer de façon continue et régulière pendant vos phases de nage, en imaginant que vous soufflez dans une paille.

Plus votre expiration sera longue et contrôlée, plus votre respiration sera fluide et économique.

Variez les styles de nage et les intensités

Pour optimiser les bénéfices respiratoires de la natation, il est important de varier les styles de nage et les intensités. Chaque style sollicite en effet les muscles respiratoires de façon différente et apporte des adaptations spécifiques. La brasse, par exemple, est une nage qui favorise une respiration ample et profonde, grâce à la position de la tête hors de l'eau pendant la prise d'air. Elle est particulièrement indiquée pour les personnes qui ont besoin de travailler leur capacité pulmonaire et leur endurance respiratoire.

Le crawl, en revanche, est une nage plus technique et plus dynamique, qui exige une respiration rapide et puissante sur le côté. Il est excellent pour renforcer les muscles expiratoires et améliorer la coordination respiratoire. C'est aussi une nage qui booste le système cardiovasculaire et la circulation sanguine.

Le dos crawlé est intéressant pour travailler la respiration abdominale et le gainage des muscles profonds. Comme le visage est constamment émergé, il permet une respiration plus naturelle et régulière, sans contrainte de synchronisation avec les mouvements. Enfin, le papillon est le style le plus exigeant sur le plan respiratoire, avec une respiration explosive à chaque cycle de bras.

Il est réservé aux nageurs confirmés et permet de développer la puissance des muscles inspiratoires et expiratoires. En alternant ces différents styles au cours de vos séances, vous stimulez votre système respiratoire de façon complète et variée.

Vous pouvez aussi jouer sur les intensités, en alternant des phases de nage lente et relaxante avec des phases plus rapides et dynamiques. L'idéal est de toujours rester à l'écoute de vos sensations et de respecter vos limites, sans chercher à forcer ou à vous essouffler.

Intégrez des exercices respiratoires spécifiques

En complément de votre nage, vous pouvez intégrer des exercices respiratoires spécifiques pour renforcer encore plus vos muscles respiratoires et votre capacité pulmonaire.

Ces exercices peuvent se pratiquer au bord du bassin, avant ou après votre séance, ou même dans l'eau pendant vos temps de récupération. Voici quelques exemples d'exercices simples et efficaces :

- La respiration abdominale : debout ou assis au bord du bassin, posez une main sur votre ventre et l'autre sur votre poitrine. Inspirez profondément par le nez en gonflant le ventre, puis expirez lentement par la bouche en le dégonflant. Répétez 5 à 10 fois, en essayant d'allonger progressivement votre expiration.

- La respiration en résistance : dans l'eau, immergez-vous jusqu'au cou et inspirez profondément. Puis pincez votre nez avec vos doigts et expirez très lentement par la bouche, en créant une résistance avec vos lèvres presque fermées. Répétez 5 à 10 fois, en essayant de prolonger votre expiration sous l'eau.

- La respiration en mouvement : en position verticale dans l'eau, inspirez profondément en levant les bras au-dessus de votre tête. Puis bloquez votre respiration et réalisez des mouvements de bras et de jambes comme si vous nagiez, pendant 5 à 10 secondes. Expirez ensuite lentement en reposant vos bras le long du corps. Répétez 5 à 10 fois, en augmentant progressivement le temps d'apnée.

Ces exercices sont particulièrement bénéfiques pour les nageurs, mais ils peuvent aussi être pratiqués par tous ceux qui souhaitent améliorer leur fonction respiratoire et leur bien-être général. En les intégrant régulièrement à votre routine, vous renforcez votre diaphragme, vos muscles intercostaux et votre capacité pulmonaire, tout en réduisant votre stress et en augmentant votre vitalité.

Conclusion

La course à pied, la marche et la natation sont trois activités merveilleuses pour notre santé respiratoire et notre immunité. En sollicitant nos poumons et nos muscles respiratoires de façon régulière et adaptée, elles nous aident à améliorer notre capacité pulmonaire, notre endurance et notre résistance au stress.

Mais au-delà de leurs bienfaits physiologiques, ces activités sont aussi de formidables opportunités de nous reconnecter à notre souffle et à notre corps. En portant notre attention sur notre respiration pendant l'effort, nous développons notre conscience corporelle et notre présence à l'instant.

Nous apprenons à écouter les messages subtils de notre corps, à respecter nos limites et à ajuster notre allure en fonction de nos sensations. Nous cultivons une relation plus intime et plus bienveillante avec nous-mêmes, basée sur l'acceptation et le respect de nos besoins profonds. Alors, chaussons nos baskets ou enfilons notre maillot, et partons à la rencontre de notre souffle dans le mouvement.

Que ce soit en courant sur un sentier forestier, en marchant dans un parc ou en nageant dans une eau cristalline, faisons de chaque inspiration et de chaque expiration une célébration de la vie qui nous traverse.

Osons explorer de nouvelles sensations, de nouveaux rythmes, de nouveaux paysages intérieurs. Osons faire de notre respiration notre alliée la plus fidèle, celle qui nous accompagne à chaque foulée, à chaque brassée, à chaque instant.

Et surtout, prenons le temps de savourer le bonheur simple et profond de respirer en pleine conscience, en harmonie avec notre corps et avec la nature qui nous entoure. Car c'est dans cette qualité de présence et de connexion que résident les plus grands trésors de la vie. Alors, inspirons... et laissons-nous porter par le souffle merveilleux de l'existence. Notre corps, notre esprit et notre âme nous en seront infiniment reconnaissants.

Chapitre 24 : Le sommeil : un allié indispensable

Le sommeil est un pilier fondamental de notre santé et de notre bien-être. C'est pendant ce temps de repos que notre corps se régénère, que nos cellules se réparent et que notre système immunitaire se renforce. Pourtant, dans notre société moderne, le sommeil est souvent négligé, sacrifié sur l'autel de la productivité et des distractions.

Stress, horaires décalés, écrans omniprésents... Autant de facteurs qui perturbent notre repos nocturne et nous privent de ses bienfaits réparateurs. Mais saviez-vous que la qualité de notre sommeil est étroitement liée à celle de notre respiration ?

En effet, notre façon de respirer pendant la nuit influence directement la structure et la profondeur de notre sommeil, et donc sa capacité à soutenir nos défenses immunitaires. À l'inverse, un sommeil perturbé ou insuffisant peut altérer notre fonction respiratoire et nous rendre plus vulnérables aux infections et aux maladies.

Dans ce chapitre, nous allons explorer le lien fascinant entre sommeil, respiration et immunité. Vous découvrirez comment optimiser votre repos nocturne pour renforcer vos défenses naturelles, grâce à une hygiène de sommeil adaptée et à des techniques de respiration spécifiques.

Vous apprendrez aussi à repérer et à prévenir les troubles respiratoires du sommeil, qui peuvent fragiliser votre santé à long terme. Alors, prêts à faire de vos nuits des alliées de votre bien-être ? Plongeons ensemble dans le monde merveilleux du sommeil, et découvrons comment respirer pour mieux dormir et mieux nous défendre.

Le sommeil, architecte de notre immunité

Avant d'explorer le rôle de la respiration dans le sommeil, rappelons pourquoi un repos nocturne de qualité est si crucial pour notre immunité. Pendant que nous dormons, notre corps est en effervescence : il produit et régule de nombreuses cellules et molécules clés de notre système immunitaire.

C'est notamment pendant le sommeil profond que notre organisme fabrique les lymphocytes T et B, ces globules blancs spécialisés dans la reconnaissance et la destruction des agents pathogènes. Une nuit trop courte ou fragmentée peut réduire la production de ces précieux soldats, affaiblissant ainsi notre première ligne de défense.

Le sommeil est aussi le moment où notre corps élimine les toxines et les débris cellulaires accumulés pendant l'éveil. Ce nettoyage nocturne est assuré par le système glymphatique, un réseau de drainage qui baigne notre cerveau et notre moelle épinière. En évacuant les déchets inflammatoires, ce système contribue à préserver la santé de nos neurones et de nos cellules immunitaires.

Enfin, le sommeil est un puissant régulateur de notre système nerveux autonome. Pendant les phases de sommeil profond, c'est la branche parasympathique qui domine, favorisant la relaxation, la digestion et la régénération de nos tissus. Cette bascule parasympathique permet de calmer l'inflammation, de réduire le stress et de renforcer notre résilience face aux agressions.

On le voit, le sommeil est un architecte d'une incroyable complexité, qui construit et entretient notre immunité à de multiples niveaux. Mais pour que cette symphonie nocturne se déroule de manière optimale, encore faut-il que notre respiration soit au diapason.

Le ballet de la respiration pendant le sommeil

Notre respiration et notre sommeil sont intimement liés. La façon dont nous respirons pendant la nuit influence directement la qualité et la structure de notre repos, et donc les processus de régulation immunitaire qui en découlent.

Lorsque nous nous endormons, notre corps amorce une transition vers un état de détente et de ralentissement. Notre rythme cardiaque et notre tension artérielle diminuent, notre température corporelle baisse légèrement, notre respiration devient plus lente et plus profonde.

Cette bascule physiologique est orchestrée par notre système nerveux parasympathique, qui prépare notre organisme au repos et à la régénération. Pendant le sommeil, notre respiration se fait principalement par le nez, qui filtre, humidifie et réchauffe l'air avant son arrivée dans les poumons.

Cette respiration nasale est essentielle pour préserver la santé de nos voies respiratoires et de notre microbiote, qui jouent un rôle clé dans nos défenses immunitaires. Au fil de la nuit, notre respiration varie en fonction des cycles et des stades de sommeil.

Pendant le sommeil lent profond, elle est très régulière, ample et paisible. Cette respiration calme favorise une oxygénation optimale de nos tissus et une régénération cellulaire maximale. C'est aussi pendant cette phase que se produisent la plupart des processus de régulation immunitaire, comme la production de lymphocytes et de cytokines anti-inflammatoires.

À l'inverse, pendant le sommeil paradoxal (la phase des rêves), notre respiration devient plus rapide, plus superficielle et plus irrégulière, reflétant l'intense activité cérébrale et émotionnelle qui caractérise les rêves. Cette respiration plus chaotique est nécessaire au bon déroulement des processus de consolidation mnésique et de régulation émotionnelle propres à cette phase.

Ainsi, chaque stade de sommeil est associé à un pattern respiratoire spécifique, qui soutient les fonctions physiologiques et neurologiques propres à cette phase. Un sommeil de qualité se caractérise par une alternance harmonieuse de ces différents patterns, permettant à notre corps et à notre esprit de bénéficier pleinement des bienfaits de chaque stade.

Mais cette chorégraphie nocturne de la respiration peut parfois être perturbée, avec des conséquences néfastes pour notre immunité. C'est le cas notamment des troubles respiratoires du sommeil, comme le syndrome d'apnées-hypopnées obstructives du sommeil (SAHOS).

Les troubles respiratoires du sommeil, ennemis de l'immunité

Le SAHOS est un trouble fréquent qui touche environ 4% de la population adulte. Il se caractérise par des pauses respiratoires répétées pendant le sommeil, dues à une obstruction partielle ou totale des voies aériennes supérieures. Ces apnées peuvent durer de quelques secondes à plus d'une minute, et se répéter des dizaines, voire des centaines de fois par nuit.

Les conséquences du SAHOS sur la santé sont multiples et souvent sous-estimées. Sur le plan immunitaire, ce trouble respiratoire chronique crée un véritable cercle vicieux. Les micro-éveils et la fragmentation du sommeil induits par les apnées perturbent les processus de régulation immunitaire qui se déroulent normalement pendant le repos.

La production de cellules immunitaires protectrices est réduite, tandis que les marqueurs de l'inflammation systémique augmentent. De plus, les chutes répétées de la saturation en oxygène (hypoxie) provoquées par les apnées créent un stress oxydatif et une activation sympathique qui fragilisent encore plus les défenses de l'organisme.

Les personnes souffrant de SAHOS sont ainsi plus susceptibles de contracter des infections respiratoires et de développer des maladies cardiovasculaires et métaboliques. Autres troubles respiratoires pouvant affecter le sommeil et l'immunité : le syndrome d'hypoventilation alvéolaire centrale, les mouvements périodiques des jambes, le reflux gastro-œsophagien nocturne ou encore l'asthme mal contrôlé.

Bien que moins fréquents que le SAHOS, ces troubles peuvent aussi fragmenter le sommeil, perturber les échanges gazeux et entretenir une inflammation chronique délétère pour les défenses naturelles. Si vous présentez des signes évocateurs d'un trouble respiratoire du sommeil (ronflement, pauses respiratoires, somnolence diurne, maux de tête au réveil...), il est important d'en parler à votre médecin.

Un dépistage et une prise en charge adaptée (hygiène de sommeil, perte de poids, orthèse d'avancée mandibulaire, appareil à pression positive continue...) peuvent considérablement améliorer votre qualité de vie et renforcer votre immunité. Mais même en l'absence de trouble avéré, une mauvaise hygiène respiratoire pendant le sommeil peut nuire à la qualité de votre repos et à vos défenses. Une respiration buccale chronique, des voies nasales obstruées, un manque d'oxygénation...

Autant de facteurs qui peuvent vous priver des bienfaits immunitaires d'une nuit réparatrice. Heureusement, il existe de nombreuses stratégies pour optimiser votre respiration nocturne et faire de votre sommeil un véritable allié de votre immunité. Découvrons ensemble les clés d'un repos nocturne sain et revitalisant.

Les clés d'un sommeil réparateur et immunostimulant

Pour profiter pleinement des bienfaits du sommeil sur votre immunité, l'essentiel est d'adopter une bonne hygiène de sommeil et de respiration. Voici quelques conseils simples et efficaces pour optimiser votre repos nocturne :

Respectez votre rythme circadien

Notre organisme est régi par un rythme biologique d'environ 24 heures, appelé rythme circadien. Ce rythme régule notamment notre cycle veille-sommeil, notre température corporelle, notre sécrétion d'hormones et notre activité immunitaire.

Pour un sommeil optimal, il est crucial de respecter cette horloge interne en se couchant et en se levant à des heures régulières, même le week-end. Essayez de vous exposer à la lumière naturelle dès le matin, pour bien synchroniser votre horloge.

Évitez en revanche les écrans (télévision, ordinateur, smartphone) au moins une heure avant le coucher, car la lumière bleue qu'ils émettent peut retarder l'endormissement et perturber les sécrétions de mélatonine, l'hormone du sommeil.

Créez un environnement propice au sommeil

Pour favoriser un sommeil profond et réparateur, votre chambre doit être un véritable cocon de détente et de bien-être. Veillez à maintenir une température fraîche (entre 16 et 18°C), une obscurité totale et un calme absolu.

Si besoin, utilisez des bouchons d'oreille et un masque de nuit. Choisissez une literie confortable et adaptée à votre morphologie, pour favoriser une bonne position de sommeil et une respiration libre. Évitez de travailler ou de regarder la télévision dans votre lit, pour que votre cerveau associe cet espace uniquement au repos et à la détente.

Adoptez une routine de relaxation avant le coucher

Pour apaiser votre mental et vous préparer au sommeil, rien de tel qu'un petit rituel de relaxation en fin de journée. Cela peut être quelques minutes de respiration consciente, une séance de méditation guidée, des étirements doux, un bain chaud ou une tisane apaisante.

L'essentiel est de créer un sas de décompression entre votre journée active et votre nuit réparatrice. En ralentissant progressivement votre rythme et en relâchant les tensions accumulées, vous favorisez une transition en douceur vers le sommeil.

Respirez par le nez pendant votre sommeil

Comme nous l'avons vu, la respiration nasale est la clé d'un sommeil de qualité et d'une bonne santé immunitaire. En respirant par le nez, vous permettez à l'air d'être filtré, humidifié et réchauffé avant son arrivée dans les poumons. Vous préservez aussi l'équilibre de votre microbiote respiratoire, qui joue un rôle clé dans vos défenses.

Si vous avez tendance à respirer par la bouche pendant la nuit, essayez de dégager vos voies nasales avant le coucher. Vous pouvez utiliser un spray d'eau de mer pour hydrater vos muqueuses, faire un lavage nasal à l'eau salée ou appliquer un peu de vaseline autour de vos narines pour faciliter le flux d'air.

Pratiquez la cohérence cardiaque avant de dormir

La cohérence cardiaque est une technique de respiration profonde et régulière qui permet de synchroniser votre rythme cardiaque avec votre rythme respiratoire. Cette synchronisation crée un état de cohérence physiologique, caractérisé par un fonctionnement optimal du système nerveux autonome.

Concrètement, la cohérence cardiaque consiste à respirer à un rythme régulier de 6 respirations par minute, soit 5 secondes d'inspiration et 5 secondes d'expiration. En respirant à ce rythme pendant quelques minutes, vous permettez à votre cœur de se caler sur votre respiration et d'adopter lui aussi un rythme cohérent et harmonieux.

Cet état de cohérence a de multiples bénéfices pour votre santé et votre bien-être. Il réduit le stress, régule la pression artérielle, booste le système immunitaire et favorise un sentiment de calme et de clarté mentale.

C'est un outil précieux pour améliorer la qualité de votre sommeil et optimiser les processus de régénération qui se déroulent pendant votre repos. Pour pratiquer la cohérence cardiaque avant de dormir :

- Installez-vous confortablement dans votre lit, sur le dos, les bras le long du corps.

- Fermez les yeux et portez votre attention sur votre cœur. Imaginez que vous respirez à travers lui.

- Inspirez lentement et profondément par le nez en comptant jusqu'à 5 dans votre tête.

- Expirez doucement par le nez ou la bouche en comptant jusqu'à 5.

- Continuez ce rythme pendant 5 à 10 minutes, en visualisant votre cœur qui bat au rythme de votre respiration.

Cette pratique vous aidera à vous détendre profondément, à apaiser votre mental et à préparer votre corps et votre esprit pour une nuit réparatrice. En régulant votre système nerveux, elle favorisera un sommeil de qualité, riche en phases de sommeil profond où se jouent les grands processus de régénération immunitaire.

Respirez par le nez pendant la nuit

Un autre conseil essentiel pour optimiser votre respiration nocturne est de privilégier la respiration nasale. Votre nez est spécialement conçu pour filtrer, humidifier et réchauffer l'air avant qu'il n'arrive dans vos poumons. Il abrite aussi tout un écosystème de bactéries bénéfiques qui contribuent à votre immunité respiratoire.

Malheureusement, beaucoup de gens ont pris l'habitude de respirer par la bouche pendant leur sommeil, souvent à cause d'un nez bouché ou d'une mauvaise position. Cette respiration buccale peut assécher vos muqueuses, favoriser le ronflement et les apnées, et perturber la qualité de votre repos. Pour retrouver une respiration nasale naturelle pendant la nuit :

- Dégagez vos voies nasales avant de vous coucher, en utilisant un spray d'eau de mer ou en faisant un lavage nasal à l'eau salée.

- Dormez sur le côté plutôt que sur le dos, pour éviter que votre langue ne retombe dans votre gorge et ne bloque le passage de l'air.

- Si vous avez tendance à ouvrir la bouche pendant votre sommeil, vous pouvez porter un pansement respiratoire ou une mentonnière souple pour la maintenir fermée.

En respirant par le nez tout au long de la nuit, vous permettrez à votre corps de mieux s'oxygéner, de préserver l'équilibre de votre microbiote et de soutenir votre immunité pendant votre sommeil. Vous vous réveillerez ainsi plus frais, plus reposé et mieux armé pour affronter la journée.

Conclusion

Le sommeil est un allié indispensable de notre respiration et de notre immunité. C'est pendant ce temps précieux que notre corps régénère ses cellules, élimine ses toxines et renforce ses défenses. Mais pour que ces processus se déroulent de manière optimale, encore faut-il que notre respiration soit de la partie.

En adoptant une hygiène respiratoire adaptée avant et pendant notre sommeil, nous pouvons considérablement améliorer la qualité de notre repos et soutenir notre immunité pendant la nuit. Rituel de respiration consciente, cohérence cardiaque, respiration nasale...

Autant d'outils simples et puissants pour faire de nos nuits de véritables parenthèses de régénération. Alors, ce soir, avant de vous glisser sous la couette, prenez quelques instants pour respirer profondément.

Offrez-vous une séance de cohérence cardiaque ou de respiration abdominale, pour apaiser votre mental et détendre votre corps. Puis, une fois allongé, continuez à porter une attention bienveillante à votre souffle, laissant l'air circuler librement par votre nez.

Et si au cours de la nuit vous vous réveillez, plutôt que de laisser votre mental s'emballer, revenez simplement à votre respiration. Observez le flux de l'air qui entre et qui sort, le mouvement de votre ventre qui se soulève et s'abaisse.

Laissez ce rythme naturel vous bercer vers un nouveau cycle de sommeil, confiant dans le pouvoir réparateur de votre souffle. Car chaque respiration consciente est un cadeau que vous vous faites, un baume que vous offrez à votre corps et à votre esprit.

En prenant soin de votre souffle, vous prenez soin de votre vie, dans toutes ses dimensions. Vous posez les bases d'une santé plus solide, d'une immunité plus résiliente et d'un bien-être plus rayonnant.

Alors, inspirez... expirez... et laissez le sommeil vous emporter dans une douce nuit de respiration et de régénération. Votre corps, votre esprit et vos défenses naturelles vous remercieront au matin.

Chapitre 25 : Respiration et hygiène de vie

Tout au long de ce livre, nous avons exploré les multiples facettes de la respiration consciente et son impact profond sur notre santé, notre immunité et notre bien-être global.

Des techniques de respiration spécifiques aux bienfaits de la cohérence cardiaque, en passant par l'intégration de la respiration dans notre quotidien, nous avons vu comment le souffle peut devenir un véritable allié pour renforcer nos défenses naturelles et optimiser notre qualité de vie.

Mais pour que ces bienfaits s'inscrivent dans la durée, il est essentiel de faire de la respiration consciente une véritable hygiène de vie, au même titre qu'une alimentation saine, une activité physique régulière ou un sommeil de qualité. Il s'agit d'adopter des gestes simples et des réflexes respiratoires au quotidien, pour faire de notre souffle un pilier de notre santé et de notre épanouissement.

Dans ce chapitre, nous allons voir comment intégrer la respiration consciente dans tous les aspects de notre vie, de notre routine matinale à notre environnement de travail en passant par nos loisirs et nos relations. Vous découvrirez des astuces pratiques et des rappels bienveillants pour faire de chaque instant une opportunité de vous reconnecter à votre souffle et de prendre soin de vous.

Alors, prêts à faire de la respiration consciente votre nouvelle alliée santé au quotidien ? C'est parti pour un tour d'horizon des gestes respiratoires à adopter chaque jour, pour une vie plus saine, plus sereine et plus épanouie.

Dès le réveil, prenez une grande respiration

Le réveil est un moment charnière de notre journée. C'est l'instant où nous émergeons du sommeil, où nous retrouvons peu à peu notre conscience et notre connexion au monde. C'est aussi le moment où nous posons les bases de notre état d'esprit et de notre énergie pour les heures à venir.

Pourtant, combien d'entre nous se réveillent en sursaut, stressés par la sonnerie du réveil, l'esprit déjà envahi par la liste des tâches à accomplir ?

Combien se lèvent précipitamment, sans prendre le temps de s'étirer, de respirer, de se connecter à soi ?

Et si nous transformions ces premiers instants de la journée en un rituel de respiration consciente, pour démarrer du bon pied et cultiver un état intérieur de calme et de clarté ?

Voici quelques suggestions pour intégrer la respiration à votre routine matinale :

- Avant même d'ouvrir les yeux, prenez conscience de votre respiration. Sentez l'air qui entre et qui sort de vos narines, le mouvement de votre ventre et de votre cage thoracique. Prenez quelques respirations profondes et conscientes, en savourant cet instant de reconnexion à vous-même.

- En vous étirant doucement dans votre lit, associez vos mouvements à votre souffle. Inspirez en étirant les bras vers le ciel, expirez en relâchant tout votre corps. Inspirez en étirant une jambe, expirez en la relâchant. Faites ainsi circuler l'énergie et l'oxygène dans chacun de vos membres.

- Avant de vous lever, prenez encore trois grandes respirations conscientes. Imaginez que vous inspirez de l'énergie, de la vitalité, de la bienveillance pour votre journée. Puis expirez tout ce qui n'est plus nécessaire, les tensions, les préoccupations, les pensées négatives.

- En posant vos pieds au sol, ancrez-vous dans votre respiration. Prenez un instant pour sentir le contact de vos pieds sur le sol, le flux de votre souffle, votre présence à vous-même. Formulez une intention positive pour votre journée, en lien avec votre respiration.

En commençant ainsi chaque journée par quelques instants de respiration consciente, vous vous offrez un moment précieux pour vous recentrer, vous ressourcer et vous préparer sereinement aux événements à venir. Vous posez les bases d'une journée plus fluide, plus ancrée et plus en accord avec vous-même.

Pendant votre toilette, respirez par le nez

La toilette matinale est souvent un moment de pilotage automatique, où nous enchaînons machinalement les gestes d'hygiène sans vraiment y prêter attention. Pourtant, c'est aussi une opportunité de prendre soin de notre respiration et de notre bien-être.

Pendant que vous vous lavez le visage, que vous vous brossez les dents ou que vous vous douchez, portez une attention particulière à votre respiration. Veillez à respirer par le nez, lentement et profondément, même si l'eau coule sur votre visage.

La respiration nasale, comme nous l'avons vu, est essentielle pour filtrer, humidifier et réchauffer l'air avant son arrivée dans les poumons. Elle favorise aussi une respiration plus profonde et régulière, stimulant ainsi le système nerveux parasympathique, associé à la détente et à la régénération.

En respirant consciemment par le nez pendant votre toilette, vous transformez ces gestes du quotidien en un moment de bien-être et de ressourcement. Vous prenez soin de votre muqueuse nasale et de vos voies respiratoires, vous oxygénez votre corps et votre esprit, vous vous accordez une parenthèse de calme et de présence à vous-même.

Vous pouvez même aller plus loin en utilisant des huiles essentielles respiratoires dans votre douche ou sur votre gant de toilette. Quelques gouttes d'eucalyptus, de menthe poivrée ou de pin sylvestre peuvent aider à dégager vos voies nasales, à stimuler votre énergie et à renforcer vos défenses immunitaires. C'est une façon simple et agréable de faire de votre toilette un véritable soin respiratoire.

En prenant votre petit-déjeuner, savourez chaque respiration

Le petit-déjeuner est un repas essentiel pour notre santé et notre vitalité. C'est le moment de refaire le plein d'énergie après une nuit de jeûne, de nourrir notre corps et notre esprit pour bien démarrer la journée.

Pourtant, combien d'entre nous avalent leur petit-déjeuner sur le pouce, en lisant leurs mails ou en écoutant les nouvelles, sans vraiment prêter attention à ce qu'ils mangent ?

Et si nous faisions de notre petit-déjeuner un moment de pleine conscience, où nous nous reconnectons à notre corps, à nos sens et à notre respiration ?

Voici quelques suggestions pour intégrer la respiration consciente à votre petit-déjeuner :

- Avant de commencer à manger, prenez quelques instants pour respirer profondément et vous centrer. Fermez les yeux, suivez le flux de votre souffle, ressentez votre présence et votre faim.

- En préparant votre petit-déjeuner, soyez attentif à vos gestes et à votre respiration. Respirez calmement par le nez pendant que vous coupez vos fruits, que vous faites griller votre pain ou que vous versez votre boisson chaude. Imprégnez-vous des odeurs, des couleurs, des textures des aliments.

- Avant de porter la nourriture à votre bouche, prenez une grande inspiration par le nez pour sentir pleinement son parfum. Puis expirez lentement par la bouche, en imaginant que vous savourez déjà sa saveur.

- En mâchant chaque bouchée, synchronisez le mouvement de votre mâchoire avec votre respiration. Inspirez quand vous portez les aliments à votre bouche, expirez lentement en mâchant, en prenant le temps de ressentir pleinement les saveurs et les textures sur votre langue.

- Entre chaque bouchée, reposez vos couverts et prenez une grande respiration consciente. Ressentez la satisfaction de nourrir votre corps, l'énergie et le bien-être que vous vous offrez.

En mangeant ainsi en pleine conscience, en reliant chaque bouchée à votre souffle, vous transformez votre petit-déjeuner en une expérience sensorielle et respiratoire complète.

Vous prenez le temps de savourer votre nourriture, de ressentir la gratitude pour ce que vous mangez, de nourrir tous vos sens et votre respiration. C'est aussi une façon de mieux écouter les signaux de votre corps, de manger jusqu'à satiété sans vous forcer, de faire des choix alimentaires plus en accord avec vos besoins profonds.

En respirant entre chaque bouchée, vous laissez le temps à votre cerveau d'intégrer les signaux de satiété, évitant ainsi le grignotage ou les fringales dans la matinée.

Sur le chemin du travail, respirez en conscience

Le trajet jusqu'au travail est souvent un moment de stress et de précipitation. Embouteillages, transports bondés, retards... Autant de sources de tension qui peuvent nous mettre dans un état de nervosité et d'agitation avant même d'avoir commencé notre journée.

Pourtant, ce temps de transport est aussi une opportunité de pratiquer la respiration consciente, de cultiver notre calme intérieur et notre résilience face aux aléas du quotidien. Que vous soyez dans votre voiture, dans le bus ou dans le métro, voici quelques suggestions pour faire de votre trajet un moment de respiration consciente :

- Avant de démarrer, prenez trois grandes respirations profondes. Ancrez-vous dans votre assise, relâchez la tension dans vos épaules et votre mâchoire, connectez-vous à votre souffle.

- Si vous êtes dans les transports en commun, profitez-en pour fermer les yeux et pratiquer quelques minutes de respiration abdominale ou de cohérence cardiaque. Concentrez-vous sur les sensations de votre souffle, sur le mouvement de votre ventre, sur le rythme régulier de votre respiration.

- Si vous êtes au volant, gardez bien sûr les yeux ouverts, mais portez une partie de votre attention sur votre respiration. Inspirez calmement par le nez, expirez lentement par la bouche, en synchronisant votre souffle avec les feux rouges ou les arrêts du trafic.

- Si vous rencontrez des difficultés sur la route (embouteillage, conducteur agressif, retard...), utilisez votre respiration comme un ancrage. Plutôt que de vous laisser emporter par l'agacement ou la frustration, concentrez-vous sur votre souffle, ralentissez et approfondissez votre respiration, jusqu'à sentir votre corps et votre esprit s'apaiser.

- Si vous faites le trajet à pied ou à vélo, profitez-en pour pratiquer la respiration en mouvement. Synchronisez votre souffle avec vos pas ou vos coups de pédale, prenez de grandes inspirations pour oxygéner votre corps, expirez profondément pour relâcher les tensions.

En faisant ainsi de votre trajet un moment de respiration consciente, vous transformez un temps souvent perdu en une opportunité de prendre soin de vous, de cultiver votre bien-être et votre sérénité. Vous arrivez sur votre lieu de travail dans un état plus calme, plus centré et plus disponible pour les tâches qui vous attendent.

C'est aussi une façon de développer votre résilience face au stress et aux imprévus, en vous entraînant à retrouver votre calme intérieur par la respiration, quelles que soient les circonstances extérieures. Plus vous pratiquerez, plus ce réflexe de respiration consciente deviendra naturel et automatique, vous permettant de mieux gérer les défis du quotidien.

Au travail, respirez pour vous ressourcer

Une fois arrivé sur votre lieu de travail, il est facile de se laisser happer par le tourbillon des tâches, des sollicitations et des urgences. Réunions, appels, mails, deadlines...

La pression peut vite monter, nous faisant oublier de prendre soin de notre respiration et de notre bien-être. Pourtant, c'est justement dans ces moments de stress et de surcharge que la respiration consciente peut faire toute la différence.

En nous accordant de courtes pauses respiratoires tout au long de la journée, nous pouvons réguler notre niveau de stress, recharger nos batteries et maintenir notre concentration et notre efficacité. Voici quelques suggestions pour intégrer la respiration consciente dans votre routine de travail :

- Avant de commencer une tâche importante ou de répondre à un mail délicat, prenez trois grandes respirations abdominales. Cela vous aidera à aborder la situation avec plus de calme et de clarté.

- Toutes les heures, levez-vous de votre chaise et faites quelques étirements en conscience. Profitez-en pour faire circuler l'air dans vos poumons et relâcher les tensions accumulées dans votre corps.

- Pendant vos pauses, plutôt que de rester devant votre écran, allez faire un tour dehors si possible. Même 5 minutes de marche consciente, en synchronisant vos pas avec votre respiration, peuvent faire des merveilles pour votre état d'esprit.

- Si vous sentez la pression monter au cours d'une réunion ou d'un échange tendu, focalisez-vous sur votre respiration. Inspirez et expirez profondément, en visualisant un lieu ou un souvenir apaisant. Cela vous aidera à garder votre calme et votre recul.

- Avant votre pause déjeuner, accordez-vous un temps de cohérence cardiaque. Cette pratique de respiration rythmée est très efficace pour réduire le stress, améliorer la digestion et repartir d'un bon pied pour l'après-midi.

En intégrant ces petits rituels respiratoires dans votre journée de travail, vous constaterez rapidement une amélioration de votre bien-être et de vos performances. Vous vous sentirez plus calme, plus concentré, plus résilient face aux aléas du quotidien professionnel. Votre respiration deviendra votre alliée pour mieux gérer votre stress et préserver votre équilibre dans le tumulte du bureau.

Respirez en pleine conscience pendant vos activités de loisir

Le travail n'est pas le seul domaine où la respiration consciente peut faire des merveilles. Nos activités de loisir et de détente sont aussi des moments privilégiés pour cultiver notre présence et notre bien-être par le souffle.

Que vous pratiquiez un sport, un art ou simplement une activité relaxante, essayez d'y intégrer une dimension respiratoire. Par exemple :

- Pendant votre séance de yoga ou de pilates, portez une attention particulière à la synchronisation de vos mouvements avec votre respiration. Inspirez lorsque vous ouvrez votre corps, expirez lorsque vous le repliez. Laissez votre souffle guider la fluidité et la profondeur de votre pratique.

- Lors de votre jogging ou de votre randonnée, focalisez-vous sur votre respiration pendant quelques minutes. Observez le rythme de votre souffle, la sensation de l'air qui entre et sort de vos poumons, la vitalité qu'il apporte à votre corps en mouvement. Vous découvrirez une nouvelle dimension à votre pratique sportive.

- Pendant vos activités créatives comme le dessin, la peinture ou l'écriture, laissez votre respiration influencer le rythme et la texture de vos gestes. Respirez profondément avant de poser votre pinceau ou votre plume, puis laissez votre souffle s'exprimer librement sur la page ou la toile.

- Lors de vos moments de lecture ou de contemplation, accordez autant d'attention à votre respiration qu'au contenu de votre activité. Remarquez comment votre souffle s'adapte aux émotions suscitées par un passage du livre ou par un élément du paysage. Laissez la respiration approfondir votre expérience et votre connexion à l'instant.

En respirant consciemment pendant nos loisirs, nous leur donnons une nouvelle dimension, à la fois plus intense et plus apaisante. Nous transformons ces moments de pause en véritables bulles de présence et de régénération, où corps et esprit se ressourcent en harmonie.

Cultiver la respiration consciente dans nos relations

Nos interactions sociales sont un autre domaine où la respiration consciente peut considérablement nous aider. Que ce soit avec notre partenaire, nos enfants, nos amis ou nos collègues, communiquer en pleine conscience de notre souffle peut transformer la qualité de nos échanges et de nos relations.

Trop souvent, nous abordons nos conversations avec un esprit agité, tendu ou distrait. Nous sommes à moitié présents, déjà en train de préparer notre réponse avant même d'avoir écouté l'autre. Ou alors nous nous laissons submerger par nos émotions, réagissant de façon impulsive ou défensive aux propos de notre interlocuteur.

En portant notre attention sur notre respiration pendant nos échanges, nous pouvons peu à peu désamorcer ces automatismes et cultiver une qualité de présence et d'écoute plus profonde. Voici quelques pistes pour vous entraîner :

- Avant une conversation importante, prenez quelques instants pour vous centrer sur votre souffle. Observez le flux de l'air qui entre et sort de vos narines, le mouvement de votre ventre qui se soulève et s'abaisse. Cette simple pause respiratoire vous aidera à aborder l'échange avec plus de calme et de clarté.

- Pendant la conversation, gardez une partie de votre attention sur votre respiration. Cela ne veut pas dire que vous devez vous couper de l'échange, mais plutôt que vous restez conscient de votre souffle comme d'un ancrage dans l'instant présent. Si vous sentez une émotion forte monter en vous, revenez à votre respiration pour éviter d'être emporté par votre réactivité.

- Quand votre interlocuteur parle, essayez de synchroniser discrètement votre respiration avec la sienne. Cela peut paraître étrange au début, mais cette harmonisation subtile des souffles favorise l'empathie, la connexion et la compréhension mutuelle. C'est comme si, en respirant au même rythme, vous vous accordiez émotionnellement l'un à l'autre.

- Dans les moments de tension ou de conflit, utilisez votre respiration comme un outil d'apaisement. Inspirez profondément par le nez, puis expirez lentement par la bouche en imaginant relâcher toutes les tensions. Cette simple action respiratoire, même répétée discrètement, peut considérablement vous aider à garder votre sang-froid et à désamorcer l'escalade émotionnelle.

En intégrant progressivement la respiration consciente dans vos relations, vous développerez une nouvelle qualité de présence à vous-même et aux autres. Vos échanges gagneront en profondeur, en fluidité et en connexion authentique. Votre souffle deviendra un allié précieux pour construire et entretenir des relations plus harmonieuses et épanouissantes.

Conclusion

Faire de la respiration consciente une hygiène de vie, c'est se donner les moyens de vivre chaque instant avec plus de présence, de sérénité et de vitalité. C'est faire de son souffle un compagnon bienveillant, qui nous guide vers plus d'équilibre et de bien-être dans tous les domaines de notre existence.

Alors, où que vous soyez et quoi que vous fassiez, n'oubliez pas de respirer en pleine conscience. Au réveil, au travail, pendant vos loisirs ou vos échanges, accordez-vous de petites pauses respiratoires pour revenir à l'essentiel, à ce souffle vital qui vous anime.

Et si d'aventure vous vous surprenez à retenir votre souffle, à respirer de façon saccadée ou superficielle, accueillez-le avec bienveillance. Prenez ces moments comme des invitations à ralentir, à vous reconnecter à vous-même et à ce qui compte vraiment.

Car chaque respiration consciente est un pas vers une vie plus riche et plus épanouie. Une vie où nous ne nous contentons pas de survivre, mais où nous apprenons, instant après instant, à vivre pleinement. Alors inspirons, expirons, et savourons le cadeau précieux de chaque souffle, ici et maintenant.

Partie VI : Respiration et santé à long terme

À travers les pages de cet ouvrage, nous avons examiné le rôle essentiel de la respiration consciente dans le renforcement de notre immunité et de notre bien-être global.

Des techniques spécifiques aux bienfaits de la cohérence cardiaque, en passant par l'intégration de la respiration dans notre quotidien, nous avons vu comment faire de notre souffle un allié précieux pour notre santé.

Mais les bénéfices de la respiration ne se limitent pas au court terme. En adoptant une pratique régulière et pérenne, nous posons les bases d'une santé respiratoire et immunitaire optimale pour les années à venir. Prévention des maladies, longévité, découvertes scientifiques...

Cette dernière partie explore les multiples facettes de la respiration comme pilier d'une santé durable. Nous verrons aussi comment partager cette richesse avec notre entourage, pour que les bienfaits de la respiration consciente se diffusent au-delà de nous-mêmes.

Car en faisant de notre souffle un art de vivre, nous devenons des ambassadeurs d'une nouvelle façon d'être au monde, plus consciente, plus connectée et plus épanouie.

Chapitre 26 : Prévenir les maladies respiratoires

Dans les différentes parties de ce livre, nous avons sondé le rôle essentiel de la respiration consciente dans le maintien de notre santé et le renforcement de notre immunité. Nous avons vu comment une respiration inadaptée pouvait affaiblir nos défenses naturelles, tandis qu'une respiration saine et maîtrisée agissait comme un véritable bouclier protecteur pour notre organisme.

Mais saviez-vous qu'au-delà de son impact sur notre immunité globale, notre façon de respirer influence directement la santé de notre système respiratoire ? En effet, la qualité de notre respiration est un facteur clé dans la prévention et la gestion des maladies respiratoires, qu'il s'agisse d'affections bénignes comme le rhume ou la grippe, ou de pathologies plus sérieuses comme l'asthme, la bronchite chronique ou la pneumonie.

Dans ce chapitre, nous allons voir comment une respiration saine peut nous aider à prévenir et à mieux gérer ces différentes maladies respiratoires. Nous explorerons les mécanismes par lesquels notre souffle agit comme un véritable gardien de nos poumons et de nos voies aériennes.

Et nous découvrirons des exercices et des habitudes respiratoires simples à mettre en place au quotidien pour optimiser la santé de notre système respiratoire.

Alors, prêts à faire de votre respiration votre meilleure alliée contre les maladies respiratoires ?

C'est parti pour un grand bol d'air frais au service de vos poumons !

Le système respiratoire, une porte d'entrée pour les pathogènes

Avant de plonger dans les bienfaits d'une respiration saine, il est important de comprendre pourquoi notre système respiratoire est si vulnérable aux maladies. Contrairement à d'autres parties de notre corps qui sont protégées par la peau ou les muqueuses, nos voies respiratoires sont en contact direct et permanent avec l'air extérieur et les nombreux pathogènes qu'il contient.

À chaque inspiration, nous inhalons non seulement de l'oxygène vital, mais aussi une multitude de particules potentiellement nocives : virus, bactéries, allergènes, polluants... Notre système respiratoire est donc constamment exposé à ces agresseurs qui, s'ils parviennent à franchir nos défenses naturelles, peuvent provoquer des infections et des inflammations plus ou moins sévères. Parmi les maladies respiratoires les plus courantes, on trouve :

- Les infections virales comme le rhume, la grippe, la bronchiolite ou le COVID-19. Ces virus s'attaquent à nos cellules respiratoires, provoquant une inflammation des voies aériennes qui se traduit par des symptômes comme la toux, le nez qui coule, la fièvre ou la fatigue.

- Les infections bactériennes comme la bronchite aiguë, la sinusite ou la pneumonie. Contrairement aux virus, les bactéries peuvent se multiplier en dehors de nos cellules et causer des dommages plus importants à nos tissus respiratoires. Elles nécessitent souvent un traitement antibiotique.

- Les allergies respiratoires comme le rhume des foins ou l'asthme allergique. Chez les personnes sensibles, l'inhalation de certaines substances comme les pollens, les acariens ou les poils d'animaux déclenche une réaction excessive du système immunitaire qui se traduit par une inflammation des voies respiratoires.

- Les maladies respiratoires chroniques comme l'asthme, la bronchopneumopathie chronique obstructive (BPCO) ou la fibrose pulmonaire. Ces pathologies se caractérisent par une inflammation et/ou une obstruction persistante des voies aériennes qui rendent la respiration difficile et fragilisent les poumons à long terme.

Face à ces multiples menaces, notre système respiratoire n'est pas démuni. Il possède tout un arsenal de défenses naturelles pour filtrer l'air inspiré, éliminer les particules indésirables et combattre les agents infectieux. Mais pour que ces défenses soient pleinement efficaces, encore faut-il que notre respiration soit optimale.

Une respiration nasale pour un premier filtre efficace

Le premier rempart de notre système respiratoire contre les agresseurs extérieurs est notre nez. Contrairement à la bouche, le nez est spécialement conçu pour filtrer, humidifier et réchauffer l'air avant son arrivée dans les poumons.

Ses poils, ses cornets et ses sécrétions muqueuses piègent une grande partie des particules inhalées, réduisant ainsi la charge de pathogènes qui atteignent les voies respiratoires inférieures. Malheureusement, beaucoup d'entre nous ont pris l'habitude de respirer par la bouche, que ce soit par obstruction nasale, mauvaise posture ou simple négligence.

Or, la respiration buccale court-circuite ce précieux filtre naturel et expose directement nos poumons aux agressions extérieures. Elle assèche également nos muqueuses, les rendant plus vulnérables aux infections.

Pour optimiser la fonction de filtration de notre nez et prévenir les maladies respiratoires, il est donc essentiel de privilégier une respiration nasale, de jour comme de nuit. Voici quelques conseils pour y parvenir :

- Dégagez régulièrement vos voies nasales, en utilisant un spray d'eau de mer ou un lavage nasal à l'eau salée pour éliminer les sécrétions et maintenir une bonne humidité des muqueuses.

- Adoptez une bonne posture, en gardant le dos droit et la tête dans l'alignement de la colonne vertébrale. Une posture affaissée ou voûtée a tendance à comprimer les voies nasales et à favoriser la respiration buccale.

- Si vous avez tendance à respirer par la bouche pendant votre sommeil, vous pouvez utiliser des bandelettes nasales ou un pansement respiratoire pour maintenir vos narines ouvertes et encourager une respiration nasale nocturne.

- En cas d'obstruction nasale persistante, n'hésitez pas à consulter un médecin ORL qui pourra rechercher et traiter d'éventuelles causes sous-jacentes comme une déviation de la cloison nasale, des polypes ou une rhinite chronique.

En faisant de la respiration nasale un réflexe quotidien, vous offrez à vos poumons une première ligne de défense efficace contre les pathogènes respiratoires. Mais ce n'est pas le seul bienfait d'une respiration saine pour prévenir les maladies.

Une respiration ample pour des poumons en pleine santé

Au-delà de la voie respiratoire utilisée, c'est aussi la qualité et l'amplitude de notre respiration qui influencent la santé de nos poumons. Une respiration superficielle et saccadée, souvent liée au stress ou à de mauvaises habitudes, ne permet pas une ventilation optimale de nos alvéoles pulmonaires.

Les sécrétions et les particules inhalées ont alors tendance à s'accumuler dans les voies respiratoires, créant un terrain propice aux infections et aux inflammations. À l'inverse, une respiration ample et profonde, qui mobilise pleinement le diaphragme et la cage thoracique, favorise un renouvellement complet de l'air dans les poumons.

Elle permet d'évacuer efficacement le CO2 et les débris cellulaires, tout en apportant un maximum d'oxygène aux alvéoles. Cette oxygénation optimale renforce la vitalité des tissus pulmonaires et stimule l'activité des cellules immunitaires locales, améliorant ainsi la résistance aux infections.

Pour développer une respiration ample et profonde au quotidien, rien de tel que la pratique régulière d'exercices respiratoires comme la respiration abdominale, la cohérence cardiaque ou certaines techniques de pranayama.

En consacrant quelques minutes par jour à ces exercices, vous apprenez à solliciter pleinement vos muscles respiratoires, à détendre votre diaphragme et à augmenter votre capacité pulmonaire. Vous pouvez aussi intégrer des moments de respiration consciente dans vos activités quotidiennes, comme la marche, le yoga ou la méditation.

En portant votre attention sur votre souffle pendant ces moments, vous favorisez naturellement une respiration plus lente, plus profonde et plus régulière. Autre conseil pour optimiser la ventilation de vos poumons : pensez à aérer régulièrement votre intérieur, surtout si vous passez beaucoup de temps dans des espaces clos.

L'air intérieur est souvent bien plus pollué que l'air extérieur, notamment dans les bâtiments mal ventilés ou climatisés. En renouvelant l'air ambiant plusieurs fois par jour, vous limitez l'accumulation de particules nocives et de pathogènes dans vos voies respiratoires.

Une respiration anti-stress pour une immunité renforcée

Nous l'avons vu dans les chapitres précédents, le stress chronique est l'un des principaux ennemis de notre immunité. En maintenant notre corps dans un état d'alerte permanent, il perturbe l'équilibre de nos défenses naturelles et nous rend plus vulnérables aux infections, notamment respiratoires.

Les personnes stressées ont ainsi plus de risques de contracter des rhumes, des grippes ou des bronchites à répétition. Heureusement, la respiration consciente est un formidable outil pour gérer le stress et renforcer notre immunité respiratoire.

En pratiquant régulièrement des techniques comme la cohérence cardiaque ou la respiration abdominale, nous apprenons à induire un état de relaxation profonde qui contrebalance les effets délétères du stress sur notre organisme.

Cette bascule vers le système nerveux parasympathique a de multiples bénéfices pour notre santé respiratoire :

- Elle réduit l'inflammation chronique des voies aériennes, souvent liée au stress, qui fragilise nos défenses immunitaires locales et favorise les infections.

- Elle améliore la circulation sanguine et lymphatique dans les poumons, permettant une meilleure oxygénation des tissus et une élimination plus efficace des toxines et des débris cellulaires.

- Elle régule la production de mucus dans les voies respiratoires, évitant ainsi les sécrétions excessives qui peuvent obstruer les bronches et servir de terrain de prolifération aux pathogènes.

- Elle stimule l'activité des cellules immunitaires présentes dans les poumons, comme les macrophages alvéolaires ou les lymphocytes T, renforçant ainsi notre capacité à détecter et à combattre les agents infectieux.

En intégrant des exercices de respiration anti-stress dans votre routine quotidienne, vous posez donc les bases d'une immunité respiratoire plus solide et plus résiliente.

Vous apprenez à mieux gérer les pics de stress aigus, comme lors d'une surcharge de travail ou d'un conflit, mais aussi à réduire votre niveau de stress chronique au fil du temps.

Et n'oubliez pas que la gestion du stress passe aussi par une bonne hygiène de vie globale : une alimentation saine et équilibrée, une activité physique régulière, un sommeil de qualité et des relations sociales épanouissantes sont autant de piliers qui, associés à une respiration consciente, vous aideront à préserver votre capital santé respiratoire.

Prévenir et gérer les petits maux de l'hiver avec la respiration

Les maladies respiratoires sont particulièrement fréquentes en hiver, saison propice à la circulation des virus comme ceux de la grippe ou du rhume. Les changements de température, l'air sec des intérieurs chauffés et la promiscuité favorisent la transmission de ces pathogènes qui s'invitent dans nos voies aériennes.

Si une respiration saine au quotidien permet de renforcer nos défenses immunitaires et de réduire le risque de contracter ces infections, elle peut aussi nous aider à mieux les gérer lorsqu'elles surviennent malgré tout. Voici quelques conseils respiratoires pour affronter les petits maux de l'hiver :

En cas de nez bouché

Un rhume ou une rhinite allergique peuvent rapidement transformer notre nez en véritable autoroute pour les pathogènes, en obstruant nos voies nasales et en nous obligeant à respirer par la bouche. Pour retrouver une respiration nasale saine et protectrice, voici quelques gestes simples à adopter :

- Nettoyez régulièrement votre nez avec un spray d'eau de mer ou du sérum physiologique. Ces solutions naturelles aident à éliminer les sécrétions et les impuretés, tout en hydratant les muqueuses nasales.

- Utilisez un inhalateur à vapeur d'eau pour dégager vos voies nasales. Vous pouvez y ajouter quelques gouttes d'huiles essentielles décongestionnantes comme l'eucalyptus ou le pin, sauf en cas de contre-indication.

- Dormez la tête légèrement surélevée pour favoriser le drainage des sécrétions pendant la nuit. Vous pouvez utiliser un oreiller supplémentaire ou surélever la tête de votre lit.

- Évitez les environnements trop secs, qui assèchent les muqueuses nasales et les rendent plus vulnérables aux infections. Pensez à humidifier l'air de votre chambre, surtout en hiver.

- Buvez suffisamment d'eau pour maintenir une bonne hydratation de vos muqueuses. Les tisanes chaudes peuvent aussi vous aider à dégager votre nez.

En adoptant ces réflexes dès les premiers signes de nez bouché, vous favoriserez une guérison plus rapide et limiterez les risques de surinfection. Votre nez pourra ainsi retrouver pleinement son rôle de filtre et de barrière contre les pathogènes.

En cas de toux

La toux est souvent le compagnon désagréable des infections respiratoires hivernales. Qu'elle soit sèche ou grasse, elle peut rapidement devenir épuisante et perturber notre sommeil et nos activités. Mais saviez-vous que la façon dont nous respirons peut influencer notre toux ?

En effet, une respiration superficielle et saccadée a tendance à aggraver la toux en irritant les voies respiratoires. À l'inverse, une respiration profonde et contrôlée peut aider à apaiser les quintes et à faciliter l'expectoration des sécrétions. Voici quelques exercices respiratoires pour mieux gérer votre toux :

- La respiration abdominale : asseyez-vous confortablement, une main sur le ventre. Inspirez lentement par le nez en gonflant le ventre, puis expirez doucement par la bouche en le dégonflant. Cette respiration profonde aide à détendre les muscles respiratoires et à calmer l'irritation.

- L'expiration prolongée : inspirez normalement, puis expirez très lentement en faisant durer l'expiration 2 à 3 fois plus longtemps que l'inspiration. Cette technique aide à vider complètement les poumons et à évacuer les sécrétions.

- La respiration fractionnée : inspirez normalement, puis expirez en plusieurs fois, en marquant de courtes pauses entre chaque expiration. Cette respiration saccadée facilite le décollement des sécrétions et leur évacuation.

Pensez aussi à bien vous hydrater, en buvant régulièrement de l'eau ou des tisanes apaisantes comme la mauve ou le thym. L'hydratation aide à fluidifier les sécrétions et à apaiser l'inflammation des voies respiratoires.

En cas de toux persistante ou douloureuse, n'hésitez pas à consulter votre médecin. Il pourra vous prescrire un traitement adapté (antitussif, fluidifiant bronchique...) et vérifier qu'il ne s'agit pas d'une infection plus sérieuse.

En cas de maux de gorge

Les maux de gorge sont un autre symptôme fréquent des infections respiratoires hivernales. Cette inflammation douloureuse de la gorge est souvent due à une infection virale ou bactérienne, qui irrite les muqueuses et rend la déglutition pénible.

Là encore, notre façon de respirer peut aggraver ou soulager nos maux de gorge. Une respiration buccale, surtout la nuit, a tendance à assécher et à irriter davantage les muqueuses déjà enflammées.

À l'inverse, une respiration nasale humide et régulière aide à apaiser l'irritation et à favoriser la guérison. Voici quelques conseils respiratoires pour mieux gérer vos maux de gorge :

- Privilégiez la respiration nasale, même si votre nez est un peu bouché. L'air inspiré par le nez est filtré, humidifié et réchauffé avant d'atteindre votre gorge, ce qui limite l'irritation.

- Faites des gargarismes à l'eau salée tiède plusieurs fois par jour. L'eau salée aide à décongestionner les muqueuses et à éliminer les pathogènes. Inspirez par le nez, puis gargarisez longuement avant de recracher.

- Respirez de la vapeur d'eau pour humidifier vos voies respiratoires. Vous pouvez faire des inhalations au-dessus d'un bol d'eau chaude, en créant une "tente" avec une serviette sur votre tête. Ajoutez éventuellement quelques gouttes d'huiles essentielles apaisantes comme le thym ou le romarin.

- Pratiquez des exercices de respiration abdominale pour détendre votre gorge et votre cage thoracique. Focalisez-vous sur le gonflement et le dégonflement de votre ventre à chaque respiration, en essayant de relâcher les tensions dans votre cou.

Pensez aussi à adopter une bonne hygiène de vie pour renforcer vos défenses immunitaires : alimentation saine et variée, sommeil suffisant, gestion du stress...

Un système immunitaire fort est votre meilleur allié pour prévenir et combattre les infections hivernales. En cas de mal de gorge intense ou prolongé, accompagné de fièvre ou de difficultés à avaler, une consultation médicale s'impose. Votre médecin pourra déterminer s'il s'agit d'une infection bactérienne nécessitant un traitement antibiotique.

Renforcer son immunité respiratoire au quotidien

Au-delà de la gestion des symptômes, l'enjeu est surtout de renforcer notre immunité respiratoire en amont, pour mieux résister aux agressions de l'hiver. Et la respiration consciente est un formidable outil pour booster nos défenses naturelles au quotidien. Voici quelques pistes pour faire de votre respiration votre meilleure alliée santé :

Pratiquez la cohérence cardiaque

La cohérence cardiaque est une technique de respiration profonde et régulière qui synchronise notre rythme cardiaque et notre rythme respiratoire. En respirant à un rythme de 6 cycles par minute (5 secondes d'inspiration, 5 secondes d'expiration), nous induisons un état de cohérence physiologique optimal pour notre santé.

Des études ont montré que la pratique régulière de la cohérence cardiaque renforçait notre immunité, en stimulant notamment l'activité de nos globules blancs et en réduisant l'inflammation. Elle aide aussi à réguler notre système nerveux autonome et à mieux gérer notre stress, un facteur clé de vulnérabilité face aux infections.

Alors, chaque jour, accordez-vous 3 séances de 5 minutes de cohérence cardiaque. Le matin au réveil, après le déjeuner et avant le coucher sont des moments propices. Vous pouvez vous aider d'une application mobile ou simplement suivre votre respiration en comptant mentalement.

Respirez en pleine conscience

La respiration en pleine conscience consiste à porter une attention bienveillante et sans jugement à notre souffle, tel qu'il est à chaque instant. C'est une forme de méditation qui nous ancre dans le moment présent et nous reconnecte à notre corps et à nos sensations.

Des recherches ont révélé que la méditation en pleine conscience avait des effets positifs sur notre immunité, en réduisant l'inflammation, en stimulant la production de lymphocytes et en améliorant la réponse à la vaccination.

Elle agit aussi sur notre bien-être émotionnel, en cultivant des émotions positives comme la sérénité, la gratitude ou la compassion. Essayez de méditer en pleine conscience au moins 10 minutes par jour, en portant votre attention sur les sensations de votre respiration.

Si votre esprit s'égare, ramenez-le doucement vers votre souffle, sans vous juger. Vous pouvez aussi participer à des ateliers ou écouter des méditations guidées pour vous initier.

Bougez en respirant

L'activité physique régulière est un autre pilier de notre immunité. En stimulant notre circulation sanguine et lymphatique, en réduisant notre niveau de stress et en régulant notre glycémie, le sport agit comme un véritable boost pour nos défenses naturelles.

Mais saviez-vous qu'en associant une respiration consciente à votre pratique sportive, vous pouviez en décupler les bénéfices ?

Que vous courriez, marchiez, nagiez ou pratiquiez le yoga, essayez de synchroniser votre souffle avec vos mouvements. Inspirez profondément par le nez, expirez complètement par la bouche. Sentez votre respiration gonfler votre ventre, oxygéner vos muscles, éliminer les toxines.

Cette respiration consciente pendant l'effort vous aidera à mieux gérer votre énergie, à prévenir l'essoufflement et la fatigue, et à renforcer vos capacités respiratoires. Elle vous permettra aussi d'être plus à l'écoute de votre corps et de ses limites, pour une pratique sportive plus sûre et plus épanouissante.

Alors, à vos baskets et à vos narines ! Bougez, respirez, oxygénez-vous. Votre corps et votre immunité vous remercieront.

Conclusion

La respiration est notre alliée la plus précieuse pour prévenir et gérer les petits maux de l'hiver. En prenant soin de notre souffle, nous prenons soin de notre première ligne de défense contre les pathogènes : notre système respiratoire. Respirer par le nez, humidifier nos muqueuses, pratiquer des exercices respiratoires ciblés...

Autant de gestes simples et puissants pour soulager un nez bouché, calmer une toux, apaiser un mal de gorge. Mais au-delà des symptômes, c'est tout notre terrain immunitaire que nous renforçons en cultivant une respiration consciente au quotidien.

Cohérence cardiaque, méditation en pleine conscience, respiration pendant le sport... En intégrant ces pratiques respiratoires dans notre hygiène de vie, nous posons les bases d'une immunité respiratoire solide et résiliente.

Nous apprenons à mieux gérer notre stress, à réguler notre inflammation, à stimuler nos défenses naturelles. Alors, cet hiver, faites de votre respiration votre meilleure alliée santé.

Prenez le temps de respirer, pleinement et consciemment. Offrez à vos poumons l'oxygène, le calme et la vitalité dont ils ont besoin pour vous protéger.

Car chaque inspiration consciente est un pas vers une meilleure santé respiratoire, vers une immunité plus forte. Et n'oubliez pas que la respiration n'est qu'un aspect d'une approche globale de prévention. Une alimentation saine et variée, un sommeil de qualité, une activité physique régulière, un bon équilibre émotionnel...

Autant de piliers qui, associés à une respiration optimale, vous aideront à traverser l'hiver en pleine forme. Respirez, tout simplement. Et laissez votre souffle vous guider vers une santé rayonnante, à chaque saison de votre vie.

Chapitre 27 : Respiration et longévité : les secrets

Vivre centenaire, en bonne santé et en pleine conscience. Un rêve pour beaucoup, une réalité pour quelques-uns. À travers le monde, dans ces régions que l'on appelle les "zones bleues", des hommes et des femmes défient les lois du temps et nous livrent leurs secrets de longévité.

De l'île japonaise d'Okinawa à la péninsule de Nicoya au Costa Rica, en passant par la Sardaigne en Italie, ces hauts lieux de la vitalité attirent l'attention des chercheurs et des passionnés de santé. Parmi les multiples facteurs qui expliquent cette exceptionnelle longévité, il en est un qui revient comme un fil rouge : la qualité de la respiration.

Dans ces cultures centenaires, la respiration n'est pas seulement un processus automatique, mais un art de vivre, une pratique consciente qui nourrit le corps, l'esprit et l'âme. Des techniques ancestrales aux dernières découvertes scientifiques, explorons ensemble les secrets respiratoires des centenaires et ce qu'ils peuvent nous apprendre pour vivre plus longtemps et en meilleure santé.

La respiration, pilier de la longévité dans les zones bleues

Les zones bleues, ces régions du monde où l'on trouve la plus forte concentration de centenaires, ont fait l'objet de nombreuses études pour tenter de percer le mystère de cette longévité exceptionnelle.

Des chercheurs comme Dan Buettner, auteur du best-seller "The Blue Zones", ont passé des années à observer les modes de vie de ces populations, à la recherche des clés de leur vitalité. Parmi les facteurs communs à ces cultures de la longévité, on retrouve une alimentation saine et principalement végétale, une activité physique modérée et régulière, des liens sociaux forts et un sens de la communauté, une gestion positive du stress et un but dans la vie.

Mais un autre élément, souvent moins mis en avant, semble jouer un rôle clé dans cette équation de la longévité : la respiration. En effet, dans toutes les zones bleues, on observe une grande importance accordée à la respiration consciente et à son rôle dans la santé et le bien-être.

Que ce soit à travers des pratiques traditionnelles comme le pranayama en Inde, le tai-chi en Chine ou le fameux "hari hachi bu" au Japon (manger jusqu'à 80% de satiété), la respiration est au cœur de l'hygiène de vie des centenaires.

Prenons l'exemple d'Okinawa, cette île japonaise qui détient le record mondial de longévité. Ici, la respiration lente et profonde est intégrée à de nombreux aspects de la vie quotidienne, de la pratique des arts martiaux à la cérémonie du thé en passant par la méditation.

Les Okinawaïens ont même un mot pour désigner cette respiration consciente : "nuchi gusui", qui signifie littéralement "nourriture de vie". Cette "nourriture de vie", les centenaires d'Okinawa en font un véritable art.

Ils pratiquent régulièrement des exercices respiratoires comme le "kaiko kudaka", qui consiste à inspirer profondément par le nez en gonflant le ventre, puis à expirer lentement par la bouche en contractant les abdominaux. Cette technique, proche de notre respiration abdominale, est réputée pour ses effets relaxants, détoxifiants et revitalisants.

De même, en Sardaigne, autre haut lieu de la longévité, la respiration est au cœur des pratiques traditionnelles de santé. Les bergers sardes, connus pour leur endurance et leur vitalité, ont l'habitude de marcher dans les montagnes en synchronisant leur respiration avec leurs pas.

Cette respiration rythmée, appelée "sa sedda", leur permet de parcourir de longues distances sans s'essouffler, tout en maintenant un état de calme et de présence. Ces exemples montrent que dans les cultures de la longévité, la respiration n'est pas laissée au hasard.

Elle est cultivée, maîtrisée, comme un outil précieux au service de la santé et du bien-être. Mais quels sont, concrètement, les bienfaits d'une respiration consciente sur notre espérance de vie ?

C'est ce que nous allons explorer maintenant, à la lumière des dernières découvertes scientifiques.

Les effets de la respiration sur les marqueurs biologiques de la longévité

Si les traditions centenaires ont depuis longtemps intégré l'importance de la respiration pour la santé et la longévité, la science moderne commence à en comprendre les mécanismes sous-jacents.

De nombreuses études ont mis en évidence les effets bénéfiques d'une respiration consciente et maîtrisée sur différents marqueurs biologiques associés à la longévité.

Respiration et télomères : ralentir le vieillissement cellulaire

L'un des domaines les plus prometteurs de la recherche sur la longévité concerne les télomères, ces petits capuchons protecteurs situés à l'extrémité de nos chromosomes. À chaque division cellulaire, nos télomères se raccourcissent un peu, jusqu'à atteindre une taille critique qui précipite la sénescence et la mort de la cellule.

La longueur des télomères est ainsi considérée comme un marqueur clé du vieillissement biologique. Or, des études ont montré que le stress chronique et l'inflammation accélèrent le raccourcissement des télomères, tandis qu'un mode de vie sain et une gestion positive du stress peuvent ralentir ce processus.

Et c'est là qu'intervient la respiration : en régulant notre réponse au stress et en favorisant un état de relaxation, une respiration consciente et profonde peut contribuer à préserver nos télomères.

Une étude menée par des chercheurs de l'Université de Californie à San Francisco a ainsi révélé que la pratique régulière de la méditation en pleine conscience, qui met l'accent sur la respiration, était associée à une activité accrue de la télomérase, l'enzyme qui permet de reconstruire les télomères.

Les participants à l'étude qui méditaient régulièrement présentaient des télomères plus longs que les non-méditants, suggérant un vieillissement cellulaire ralenti. D'autres recherches ont montré que des techniques respiratoires comme la respiration rythmée ou la cohérence cardiaque, en réduisant le stress et l'inflammation, pouvaient aussi avoir un effet protecteur sur les télomères.

En intégrant ces pratiques dans notre hygiène de vie, nous pouvons donc agir au niveau cellulaire pour freiner le vieillissement et favoriser une longévité en bonne santé.

Respiration et sirtuines : activer les gènes de la longévité

Un autre domaine passionnant de la recherche sur la longévité concerne les sirtuines, une famille de protéines qui jouent un rôle clé dans la régulation de nombreux processus cellulaires liés au vieillissement.

Les sirtuines sont souvent décrites comme des "gènes de longévité", car leur activation est associée à une durée de vie accrue dans de nombreux modèles animaux. Chez l'homme, l'activité des sirtuines tend à diminuer avec l'âge, contribuant au déclin de nos fonctions cellulaires et physiologiques.

Mais il est possible de réactiver ces précieuses protéines par différents moyens, notamment par la restriction calorique, l'exercice physique et... la respiration consciente !

En effet, des études ont montré que des techniques respiratoires comme la respiration lente et profonde ou la respiration intermittente (alternance de périodes d'hyperventilation et d'apnée) pouvaient stimuler l'expression des sirtuines, en particulier de SIRT1.

Cette sirtuine "star" est impliquée dans la régulation de l'inflammation, du métabolisme, de la réparation de l'ADN et de la protection des neurones, autant de processus clés pour un vieillissement réussi.

En pratiquant régulièrement ces techniques respiratoires, nous pouvons donc agir au niveau épigénétique pour réveiller nos gènes de longévité et optimiser notre capital santé.

C'est un peu comme si nous avions en nous une fontaine de jouvence, que notre souffle conscient peut activer à tout âge !

Respiration et inflammation : éteindre le feu du vieillissement

L'inflammation chronique est aujourd'hui reconnue comme l'un des principaux facteurs de risque des maladies liées à l'âge, des troubles cardiovasculaires aux maladies neurodégénératives en passant par certains cancers.

Avec le temps, notre système immunitaire a tendance à s'emballer et à entretenir un feu inflammatoire qui abîme nos cellules et nos tissus, accélérant le processus de vieillissement.

Mais là encore, la respiration peut être un allié précieux pour éteindre ce feu intérieur et préserver notre capital santé. De nombreuses études ont montré que des techniques comme la respiration profonde, la cohérence cardiaque ou la méditation en pleine conscience avaient un effet anti-inflammatoire puissant, en agissant sur différentes voies de signalisation cellulaire.

Par exemple, la pratique régulière de la respiration profonde permet de stimuler le nerf vague, qui joue un rôle clé dans la régulation de l'inflammation. En activant cette voie anti-inflammatoire naturelle, la respiration consciente aide à rééquilibrer notre système immunitaire et à prévenir les dégâts tissulaires liés à l'inflammation chronique.

Des recherches ont aussi montré que la méditation en pleine conscience, en réduisant le stress et en favorisant des émotions positives, pouvait diminuer les taux de cytokines pro-inflammatoires comme l'interleukine-6 ou la protéine C-réactive.

En intégrant cette pratique respiratoire dans notre routine, nous pouvons donc agir au quotidien pour apaiser le feu de l'inflammation et préserver notre santé à long terme.

Les secrets respiratoires des centenaires

Forts de ces découvertes scientifiques, revenons maintenant aux secrets des centenaires et à ce que leurs pratiques respiratoires traditionnelles peuvent nous apprendre pour vivre plus longtemps et en meilleure santé. Voici quelques-unes des leçons de longévité que nous inspirent ces maîtres du souffle.

Cultiver la respiration abdominale

Dans toutes les cultures de la longévité, on retrouve une grande importance accordée à la respiration abdominale, aussi appelée respiration diaphragmatique. Cette respiration profonde, qui mobilise pleinement le diaphragme et le ventre, est considérée comme la clé d'une bonne santé et d'une vitalité durable.

Les centenaires d'Okinawa, par exemple, pratiquent quotidiennement le "hara hachi bu", qui consiste à ne manger que jusqu'à 80% de satiété. Cette habitude les oblige à respirer profondément par le ventre pour compenser le volume manquant, stimulant ainsi la circulation sanguine, la digestion et l'élimination des toxines.

De même, les moines taoïstes de la province chinoise du Guangxi, réputés pour leur longévité exceptionnelle, accordent une grande importance à la respiration abdominale dans leur pratique du Qi Gong.

Ils enseignent que "le ventre est le chaudron de la vie", et que c'est en respirant profondément dans cette zone que l'on peut accumuler l'énergie vitale et prolonger son existence. En intégrant la respiration abdominale dans notre routine, nous pouvons donc nous aussi cultiver cette vitalité durable.

Quelques minutes par jour suffisent pour réapprendre à notre corps cette respiration naturelle et profonde, qui oxygène pleinement nos cellules et apaise notre système nerveux.

Synchroniser respiration et mouvement

Un autre secret respiratoire des centenaires est l'art de synchroniser la respiration avec le mouvement. Que ce soit dans la pratique du tai-chi, du yoga ou simplement dans la marche consciente, les cultures de la longévité ont compris l'importance d'unir le souffle et le geste en un seul mouvement fluide et harmonieux.

Cette synchronisation a de multiples bienfaits pour notre santé et notre longévité. Tout d'abord, elle permet une oxygénation optimale de nos cellules pendant l'effort. En coordonnant notre inspiration avec les mouvements d'ouverture et d'extension, et notre expiration avec les mouvements de fermeture et de repli, nous favorisons une circulation efficace de l'air dans nos poumons.

De plus, cette respiration synchronisée masse nos organes internes et stimule notre circulation sanguine et lymphatique. Chaque mouvement devient comme une pompe qui fait circuler les fluides vitaux dans notre corps, éliminant les toxines et apportant l'oxygène et les nutriments jusqu'au cœur de nos cellules.

Au niveau mental, la synchronisation du souffle et du mouvement nous aide à développer notre concentration, notre présence et notre conscience corporelle. En nous ancrant dans l'instant présent, elle nous permet de lâcher prise sur les tensions et les pensées parasites, et de cultiver un état de calme et de clarté intérieure.

Cet état méditatif induit par le mouvement conscient a des effets profondément régénérants sur notre organisme. Il réduit le stress et l'inflammation chronique, régule notre système nerveux et renforce notre résilience psychologique. Autant de facteurs clés pour une longévité en bonne santé. Alors, inspirons-nous de la sagesse des centenaires et réapprenons à bouger en conscience, en unissant notre souffle à nos gestes.

Que ce soit en pratiquant le tai-chi au lever du soleil, en marchant d'un pas méditatif dans la nature ou simplement en étirant notre corps avec présence, faisons de chaque mouvement une célébration de la vie qui nous traverse.

Cultiver le lâcher-prise et le non-faire

Un autre enseignement précieux des traditions de longévité est l'art du lâcher-prise et du non-faire. Dans nos sociétés modernes obsédées par la performance et la productivité, nous avons tendance à être constamment dans le faire, le contrôle, la tension vers un objectif.

Nous avons oublié la valeur du repos, de la détente, du simple fait d'être. Or, cette pression constante que nous nous imposons est un facteur majeur de stress chronique et d'usure prématurée de notre organisme.

En étant toujours sur le qui-vive, toujours dans l'action et la réaction, nous épuisons nos ressources vitales et perturbons notre équilibre intérieur. Les cultures de la longévité, elles, ont compris l'importance de cultiver des moments de non-faire, de lâcher-prise et de contemplation.

Dans la tradition chinoise, on parle de "wu wei", l'art d'agir sans agir, de s'accorder au flux naturel de la vie plutôt que de vouloir le contrôler. Cette philosophie du lâcher-prise se reflète dans la façon dont les centenaires abordent leur respiration.

Plutôt que de chercher à la contrôler ou à la forcer, ils apprennent à faire confiance à la sagesse innée de leur corps, à laisser leur souffle trouver son propre rythme et sa propre amplitude. Cette respiration naturelle et sans effort a des effets profondément apaisants sur notre système nerveux.

Elle nous aide à relâcher les tensions chroniques, à apaiser notre mental et à nous reconnecter à notre essence profonde. En nous libérant du besoin constant de faire et de contrôler, elle nous permet de goûter à la paix et à la sérénité intérieures.

Pour cultiver cet art du lâcher-prise respiratoire, nous pouvons nous inspirer de la pratique de la "respiration du sourire intérieur", très prisée dans les traditions taoïstes. Il s'agit simplement de poser notre attention sur notre souffle, sans chercher à le modifier, et d'imaginer que nous l'accueillons avec un sourire bienveillant.

À chaque inspiration, nous visualisons l'air qui entre dans nos poumons comme une douce lumière qui nous remplit de paix et de joie. À chaque expiration, nous relâchons toutes les tensions, tous les fardeaux inutiles, en exhalant avec un sourire intérieur. Cette pratique toute simple nous aide à développer une relation plus douce et plus confiante avec notre respiration.

Plutôt que de la voir comme quelque chose à maîtriser ou à perfectionner, nous apprenons à l'accueillir comme une amie, une alliée bienveillante qui nous accompagne à chaque instant. Alors, prenons le temps chaque jour de nous poser, de relâcher nos attentes et nos projections, et de simplement respirer avec le sourire.

Offrons-nous ces parenthèses de non-faire et de contemplation, si précieuses pour notre équilibre et notre longévité. Et laissons la sagesse millénaire de notre souffle nous guider vers toujours plus de présence, de douceur et de sérénité.

Honorer le souffle de vie

En fin de compte, le plus grand secret respiratoire des centenaires est peut-être simplement de cultiver la gratitude et le respect pour ce cadeau merveilleux qu'est notre souffle.

Dans toutes les cultures de la longévité, on retrouve cette conscience profonde du caractère sacré de la respiration, vue comme une manifestation directe de la force vitale qui nous anime. Pour les yogis de l'Inde ancienne, le souffle est le véhicule du prana, l'énergie universelle qui imprègne toute chose.

En respirant consciemment, nous nous relions à cette source infinie de vie et de conscience. Dans la tradition chinoise, le souffle est associé au qi, ce flux subtil qui circule dans tout notre être et nous relie au Ciel et à la Terre.

Cultiver son souffle, c'est cultiver son qi, et donc renforcer sa vitalité et sa longévité. Pour les peuples premiers d'Amérique, chaque respiration est vue comme une prière, une façon de rendre grâce au Grand Esprit pour le don de la vie.

À chaque inspiration, nous recevons la force sacrée qui nous maintient en vie ; à chaque expiration, nous la partageons avec le monde. Cette vision sacrée de la respiration est un puissant antidote à la tendance moderne à considérer notre souffle comme acquis, comme un simple processus mécanique.

En honorant notre respiration comme un miracle renouvelé à chaque instant, nous cultivons un sentiment profond de gratitude et d'émerveillement pour la vie. Cette gratitude respiratoire a des effets puissants sur notre bien-être et notre longévité.

Des études ont montré que cultiver un sentiment de reconnaissance stimule notre système immunitaire, réduit notre niveau de stress, améliore notre qualité de sommeil et même ralentit le vieillissement cellulaire. Alors, prenons exemple sur les sages centenaires et réapprenons à honorer le souffle de vie qui nous anime.

Prenons un instant chaque jour pour simplement contempler le miracle de notre respiration, pour remercier l'univers de nous offrir cet oxygène vital qui nous permet d'être en vie, ici et maintenant. Nous pouvons même transformer chaque respiration consciente en une prière silencieuse, une offrande de gratitude pour le cadeau de l'existence.

En inspirant, accueillons la vie avec émerveillement ; en expirant, partageons cette gratitude avec le monde. Car c'est peut-être ça, le plus grand secret de longévité : cultiver un amour et un respect profonds pour ce souffle précieux qui nous relie à chaque instant à la source même de la vie.

En faisant de chaque respiration un hymne à l'existence, nous posons les bases d'une vie longue, riche et épanouie, en harmonie avec nous-mêmes et avec le grand mystère de la vie.

Conclusion

Les secrets respiratoires des centenaires sont une invitation à repenser notre relation à notre souffle et à notre longévité. Loin des techniques complexes et des performances à atteindre, ils nous ramènent à l'essentiel : cultiver une respiration naturelle, profonde et consciente, en harmonie avec notre corps et notre esprit.

Que ce soit en pratiquant la respiration abdominale, en synchronisant notre souffle avec nos mouvements, en cultivant le lâcher-prise ou simplement en honorant le miracle de chaque inspiration, nous posons les bases d'une vie longue et épanouie.

Car la longévité n'est pas seulement une question de durée, mais aussi et surtout de qualité de vie. En prenant soin de notre respiration, nous prenons soin de notre vitalité, de notre équilibre et de notre joie de vivre. Nous cultivons une présence et une conscience accrues, qui donnent à chaque instant une saveur d'éternité.

Alors, inspirons-nous de la sagesse millénaire des centenaires pour faire de notre respiration notre meilleure alliée de longévité. Réapprenons à respirer comme lorsque nous étions enfants, avec tout notre être, avec émerveillement et gratitude.

Et surtout, n'attendons pas demain pour commencer à prendre soin de notre souffle. Chaque respiration consciente est un pas vers une vie plus longue, plus saine et plus heureuse. Chaque inspiration est une célébration renouvelée du cadeau précieux de l'existence.

Alors, inspirons... et laissons chaque souffle nous rapprocher un peu plus de notre nature profonde, de cette source intarissable de vie et de sagesse qui réside en nous. Le chemin de la longévité commence ici et maintenant, dans la douceur de notre respiration. Soyons prêts à l'emprunter, avec confiance, conscience et gratitude.

Chapitre 28 : Respiration et système immunitaire

Au fil des chapitres de ce livre, nous avons scruté le lien fascinant entre respiration et immunité. Des techniques ancestrales du yoga aux exercices de cohérence cardiaque, en passant par les respirations dynamisantes, nous avons vu comment le souffle pouvait devenir un allié précieux pour renforcer nos défenses naturelles.

Mais ce que nous avons découvert n'est que la partie émergée de l'iceberg. La science ne cesse de progresser dans la compréhension des mécanismes complexes qui unissent notre respiration et notre système immunitaire. Dans ce chapitre, nous allons plonger au cœur des dernières découvertes scientifiques sur ce sujet passionnant.

Des études les plus récentes aux pistes de recherche prometteuses, nous verrons comment la science confirme et approfondit ce que les traditions ancestrales intuitivement depuis des millénaires : notre souffle est une clé essentielle de notre immunité.

Alors, enfilez votre blouse blanche, et partons ensemble à la découverte des secrets de cette fascinante synergie entre respiration et défenses immunitaires.

Le rôle clé du nerf vague dans l'immunité respiratoire

L'une des avancées majeures de ces dernières années dans la compréhension du lien entre respiration et immunité concerne le rôle du nerf vague.

Ce nerf, qui fait partie du système nerveux parasympathique, est un véritable "super-héros" de notre corps. Il innerve la plupart de nos organes, du cerveau au colon en passant par le cœur et les poumons, et joue un rôle crucial dans la régulation de nombreuses fonctions vitales.

Mais ce que l'on sait moins, c'est que le nerf vague est aussi un acteur clé de notre immunité. Des études récentes ont montré qu'il agit comme un véritable "frein" de l'inflammation, en régulant la production de cytokines pro-inflammatoires par nos cellules immunitaires. Lorsqu'il est activé, il envoie des signaux qui calment la réponse inflammatoire, évitant ainsi qu'elle ne devienne excessive et délétère pour nos tissus.

Or, il se trouve que la respiration est l'un des moyens les plus efficaces pour stimuler le nerf vague. En effet, ce dernier est intimement lié à notre système respiratoire. À chaque inspiration, il est étiré ; à chaque expiration, il est relâché. Cette stimulation mécanique, lorsqu'elle est amplifiée par une respiration profonde et régulière, active le réflexe vagal et ses effets anti-inflammatoires.

C'est ce que montrent de nombreuses études sur les techniques de respiration comme la cohérence cardiaque ou la respiration abdominale. En ralentissant et en régularisant notre souffle, nous stimulons le nerf vague, ce qui se traduit par une diminution des marqueurs de l'inflammation dans notre corps.

Cet effet est particulièrement bénéfique pour notre immunité respiratoire, constamment exposée aux agressions extérieures. Mais le nerf vague n'agit pas seulement sur l'inflammation. Il joue aussi un rôle dans la régulation de notre microbiote, cet écosystème de micro-organismes qui tapisse nos muqueuses et qui est un acteur essentiel de notre immunité.

Des recherches ont montré que la stimulation du nerf vague favorisait la croissance des "bonnes" bactéries dans notre intestin, renforçant ainsi notre barrière immunitaire. Ainsi, en respirant consciemment, nous agissons sur ce super-nerf qu'est le vague, véritable chef d'orchestre de notre immunité.

Chaque inspiration profonde, chaque expiration ralentie est un message envoyé à notre corps pour réguler l'inflammation, équilibrer notre microbiote et optimiser nos défenses. C'est un geste simple mais puissant, qui nous reconnecte à cette intelligence innée de notre organisme.

L'impact de l'oxygénation sur nos cellules immunitaires

Un autre domaine où la science a fait des avancées remarquables ces dernières années concerne l'impact de l'oxygénation sur nos cellules immunitaires. On savait déjà que l'oxygène était le carburant de nos défenses, permettant à nos globules blancs de produire l'énergie nécessaire pour combattre les pathogènes.

Mais des études récentes ont révélé que le lien entre oxygène et immunité était encore plus fin et complexe qu'on ne le pensait. En effet, il s'avère que nos cellules immunitaires sont capables de détecter les variations de concentration en oxygène dans leur environnement, et d'adapter leur comportement en conséquence.

Lorsque le taux d'oxygène est optimal, elles fonctionnent de manière efficace et coordonnée, assurant une surveillance et une défense optimales de notre organisme. Mais lorsque l'oxygène vient à manquer, elles peuvent se retrouver en difficulté.

C'est ce que l'on observe par exemple dans les tissus enflammés ou tumoraux, où la consommation excessive d'oxygène par les cellules immunitaires activées crée des zones d'hypoxie (manque d'oxygène).

Dans ces conditions, certaines cellules immunitaires comme les lymphocytes T ou les cellules NK voient leur activité diminuer, tandis que d'autres comme les macrophages basculent vers un profil pro-inflammatoire et pro-tumoral.

Ces découvertes soulignent l'importance d'une oxygénation optimale pour le bon fonctionnement de notre système immunitaire. Et c'est là que notre respiration entre en jeu. En effet, la qualité de notre souffle influence directement la quantité d'oxygène qui arrive à nos cellules.

Une respiration superficielle, saccadée ou majoritairement buccale ne permet pas une oxygénation suffisante de notre organisme. À l'inverse, une respiration nasale, profonde et régulière optimise les échanges gazeux dans nos poumons et assure un apport optimal d'oxygène à nos tissus.

Des études ont montré que la pratique régulière d'exercices respiratoires comme la respiration abdominale ou la respiration en carré permettait d'améliorer significativement notre capacité pulmonaire et notre oxygénation tissulaire. En respirant mieux, nous offrons à nos cellules immunitaires l'environnement optimal pour assurer leur fonction de défense.

Nous les aidons à maintenir leur vigilance, leur coordination et leur efficacité face aux menaces extérieures. Mais l'oxygénation n'est pas le seul paramètre qui influence le comportement de nos cellules immunitaires.

Des recherches passionnantes sont en cours sur le rôle du dioxyde de carbone (CO_2) dans la régulation de l'immunité. Contrairement à ce que l'on pourrait penser, le CO_2 n'est pas qu'un déchet à éliminer. À concentration physiologique, il agit comme une molécule de signalisation importante pour nos cellules.

Des études ont montré que le CO_2 pouvait avoir des effets anti-inflammatoires et immunorégulateurs, en modulant la production de cytokines par nos globules blancs. Une concentration adéquate de CO_2 dans notre sang et nos tissus semble nécessaire pour maintenir l'équilibre de notre réponse immunitaire.

Or, cette concentration est directement influencée par notre respiration. Une hyperventilation chronique, souvent liée au stress ou à l'anxiété, peut entraîner une élimination excessive de CO_2 et créer un état d'hypocapnie (manque de CO_2 dans le sang).

Cet état peut perturber la fonction de nos cellules immunitaires et favoriser l'inflammation. À l'inverse, une respiration calme et contrôlée permet de maintenir un taux optimal de CO_2 dans notre corps, contribuant ainsi à l'équilibre de notre immunité.

On le voit, l'oxygénation et la régulation du CO2 sont deux facettes d'une même pièce : notre respiration. En prenant soin de notre souffle, en le rendant plus profond, plus lent et plus conscient, nous agissons directement sur l'environnement de nos cellules immunitaires.

Nous leur offrons les conditions optimales pour assurer leur difficile mais ô combien précieuse mission de défense de notre intégrité. C'est un geste d'amour et de respect envers cette armée silencieuse qui veille jour après jour sur notre santé.

Le fascinant dialogue entre respiration et microbiote

Un autre domaine de recherche en pleine effervescence concerne le lien entre respiration et microbiote. Notre corps abrite des milliards de micro-organismes - bactéries, virus, champignons - qui vivent en symbiose avec nous et jouent un rôle crucial dans notre santé, notamment immunitaire.

La plupart de ces micro-organismes résident dans notre intestin, mais on en trouve aussi dans notre bouche, sur notre peau et dans nos voies respiratoires. Des études récentes ont révélé l'existence d'un véritable dialogue entre notre respiration et ces communautés microbiennes.

Notre façon de respirer influence la composition et la diversité de notre microbiote, et en retour, notre microbiote influence notre fonction respiratoire et notre immunité. Prenons l'exemple du microbiote respiratoire, cet écosystème fascinant qui tapisse nos voies aériennes.

On sait maintenant qu'il joue un rôle clé dans notre défense immunitaire, en agissant comme une barrière contre les pathogènes inhalés et en modulant la réponse inflammatoire locale. Or, la composition de ce microbiote est directement influencée par notre mode de respiration.

Des études ont montré que les personnes qui respirent principalement par la bouche ont un microbiote respiratoire moins diversifié et plus inflammatoire que celles qui respirent par le nez.

La respiration buccale, souvent liée à des problèmes d'obstruction nasale ou à de mauvaises habitudes, assèche et refroidit l'air inhalé, créant un environnement moins favorable aux "bonnes" bactéries. À l'inverse, la respiration nasale humidifie et réchauffe l'air, tout en le filtrant des particules et des pathogènes, préservant ainsi l'équilibre du microbiote.

Mais l'influence de la respiration sur notre écologie microbienne ne s'arrête pas là. Des recherches passionnantes sont en cours sur le rôle de la ventilation dans la régulation du microbiote intestinal. On sait que ce dernier entretient un dialogue constant avec notre cerveau, via l'axe intestin-cerveau, et qu'il influence profondément notre immunité et notre santé mentale.

Or, il semblerait que notre respiration soit un acteur clé de cette communication. Des études sur des modèles animaux ont montré que des exercices de respiration profonde pouvaient modifier la composition du microbiote intestinal, en favorisant la croissance de bactéries bénéfiques comme les Lactobacilles et les Bifidobactéries.

Ces changements étaient associés à une réduction de l'inflammation, du stress et de l'anxiété chez les animaux. Chez l'humain, des résultats similaires ont été observés chez des pratiquants réguliers de yoga et de méditation, connus pour leur maîtrise de la respiration.

Comment expliquer ce lien fascinant entre souffle et bactéries intestinales ?

Plusieurs hypothèses sont à l'étude. L'une d'elles implique à nouveau le nerf vague, cette autoroute de communication entre notre cerveau et nos organes.

On sait que le nerf vague est stimulé par la respiration profonde et qu'il a des récepteurs dans l'intestin. Il pourrait donc servir de "messager" entre notre souffle et notre microbiote, transmettant des signaux qui influencent la croissance et l'activité des bactéries.

Une autre piste concerne l'impact de la respiration sur le pH sanguin et intestinal. Une respiration superficielle et rapide peut entraîner une élimination excessive de CO_2, rendant notre sang plus alcalin.

Cela peut perturber l'équilibre acido-basique dans notre intestin, créant un environnement moins favorable à certaines bactéries bénéfiques. À l'inverse, une respiration profonde et contrôlée aide à maintenir un pH optimal, favorisant ainsi la diversité et la vitalité de notre microbiote.

Ainsi, en respirant consciemment, nous agissons sur cet écosystème intérieur qui joue un rôle si crucial dans notre immunité et notre santé globale. Chaque inspiration profonde, chaque expiration ralentie est un message de soutien envoyé à nos petits alliés bactériens, un geste de soin pour cet incroyable organe qu'est notre intestin.

Vers une vision intégrative de la respiration et de l'immunité

Au vu de ces découvertes fascinantes, il apparaît clairement que la respiration ne peut plus être considérée comme une simple fonction automatique, déconnectée de notre santé immunitaire.

Elle est au contraire un acteur clé de notre immunité, agissant à de multiples niveaux pour réguler, stimuler et harmoniser nos défenses naturelles. Mais pour vraiment comprendre et potentialiser cette synergie entre respiration et immunité, il est essentiel d'adopter une vision intégrative et multidimensionnelle.

Car notre souffle n'est pas un phénomène isolé : il est intimement lié à notre posture, notre alimentation, nos émotions, notre rythme de vie. Prendre soin de notre respiration, c'est donc aussi prendre soin de notre corps dans sa globalité.

C'est veiller à avoir une posture alignée et détendue, qui permet à notre diaphragme de jouer pleinement son rôle de pompe respiratoire et lymphatique. C'est choisir une alimentation riche en nutriments anti-inflammatoires et antioxydants, qui soutiennent notre fonction immunitaire.

C'est cultiver des émotions positives et des relations bienveillantes, qui favorisent un état de cohérence psychophysiologique. En d'autres termes, optimiser notre respiration pour renforcer notre immunité, c'est s'engager dans une véritable hygiène de vie globale, où chaque aspect de notre quotidien devient une opportunité de prendre soin de nous, de notre souffle et de nos défenses naturelles.

Et la bonne nouvelle, c'est que cette approche intégrative est à la portée de tous, quel que soit notre âge, notre condition physique ou notre histoire médicale. Chacun, à son rythme et selon ses possibilités, peut se réapproprier son souffle et en faire un allié de sa santé immunitaire.

Que ce soit en pratiquant quelques minutes de respiration abdominale chaque jour, en adoptant une posture plus droite et ouverte, en choisissant des aliments anti-inflammatoires ou simplement en portant une attention bienveillante à son souffle tout au long de la journée...

Chaque petit pas compte, chaque geste conscient est un pas vers une immunité plus forte et résiliente.

Conclusion

Au terme de ce chapitre, il apparaît évident que les liens entre respiration et immunité sont bien plus riches et complexes qu'on ne le pensait. Loin d'être un simple automatisme, notre souffle est un chef d'orchestre subtil de nos défenses immunitaires, agissant en coulisses pour réguler l'inflammation, stimuler nos globules blancs, préserver notre microbiote.

Et ce que les dernières découvertes scientifiques nous révèlent, c'est que nous avons un pouvoir immense sur cette interaction. Par la simple magie d'une respiration consciente et régulière, nous pouvons considérablement renforcer notre immunité, prévenir les maladies et optimiser notre santé globale.

Mais cette prise de conscience est aussi une invitation à changer notre regard sur notre souffle et notre corps. Elle nous rappelle que nous ne sommes pas qu'un assemblage de pièces détachées, mais un écosystème vivant et interconnecté, où chaque fonction dialogue et coopère avec les autres. En prenant soin de notre respiration, c'est tout cet écosystème que nous choyons.

Nous cultivons un terrain intérieur favorable à la santé, un espace de dialogue harmonieux entre notre corps et notre esprit. Nous devenons les jardiniers bienveillants de notre immunité, attentifs aux besoins de notre terrain intérieur.

Alors, faisons de notre respiration une alliée consciente et aimante. Offrons-lui notre présence et notre gratitude, et laissons-la déployer sa magie au service de notre immunité. Car prendre soin de son souffle, c'est prendre soin de la vie en soi, dans toute sa richesse et sa complexité. Chaque inspiration est une célébration de cette intelligence corporelle qui nous habite, chaque expiration un hommage à la beauté de notre système immunitaire.

En respirant en pleine conscience, nous ne faisons pas que gonfler nos poumons : nous nourrissons notre vitalité, notre résilience, notre joie de vivre. Alors inspirons, expirons, et émerveillons-nous.

La clé de notre immunité est là, dans cet instant présent, dans ce souffle précieux qui nous relie à la grande respiration du vivant. Faisons-lui confiance, et laissons-le nous guider vers une santé rayonnante et durable.

Chapitre 29 : Transmettre les bienfaits de la respiration

Pendant la progression de ce livre, nous avons analysé ensemble le pouvoir extraordinaire de la respiration consciente. Des techniques ancestrales du yoga aux dernières découvertes scientifiques, nous avons vu comment le souffle peut devenir notre meilleur allié pour renforcer notre immunité, gérer notre stress, améliorer notre bien-être global.

Nous avons appris à faire de notre respiration une véritable hygiène de vie, un geste de santé à part entière. Mais cette richesse que nous avons découverte, cet art de respirer en pleine conscience, pourquoi le garder pour nous ?

Si la respiration nous a tant apporté, pourquoi ne pas en faire bénéficier ceux qui nous entourent, nos proches, nos amis, nos collègues ?

Transmettre les bienfaits de la respiration, c'est offrir à ceux qu'on aime un cadeau précieux, un outil simple et puissant pour prendre soin de leur santé et de leur équilibre.

Dans ce chapitre, nous allons voir comment devenir des ambassadeurs de la respiration consciente, comment partager cette richesse avec bienveillance et enthousiasme. Que ce soit avec nos enfants, notre partenaire, nos parents ou nos amis, nous verrons que chaque relation est une opportunité de faire rayonner les bienfaits du souffle.

Alors, inspirons profondément, et préparons-nous à semer des graines de respiration consciente tout autour de nous !

Transmettre la respiration consciente aux enfants

Les enfants sont probablement les plus réceptifs à la magie de la respiration consciente. Leur curiosité naturelle, leur spontanéité, leur capacité à vivre dans l'instant présent en font des élèves parfaits pour apprendre à respirer en pleine conscience.

Et les bienfaits sont nombreux : meilleure gestion des émotions, concentration accrue, sommeil de qualité, renforcement de l'immunité... Autant de cadeaux précieux pour leur développement et leur épanouissement.

Mais comment s'y prendre pour initier nos enfants à la respiration consciente ?

La clé est de rendre la pratique ludique, imaginative et adaptée à leur âge. Voici quelques pistes pour transformer la respiration en un jeu passionnant :

Raconter des histoires de respiration

Les enfants adorent les histoires, et c'est un excellent moyen de leur faire découvrir la respiration consciente. Vous pouvez inventer des contes où le héros apprend à respirer pour surmonter des défis, apaiser sa colère ou trouver le sommeil.

Utilisez des images poétiques pour décrire le souffle : "le ventre qui se gonfle comme un ballon", "l'air qui entre comme une vague douce", "le souffle qui chasse les nuages noirs"...

Vous pouvez aussi vous appuyer sur des livres jeunesse qui abordent la respiration de manière ludique et pédagogique. Il en existe de plus en plus sur le marché, avec des illustrations attrayantes et des exercices adaptés aux enfants. Lire ces histoires ensemble sera un moment de complicité et de découverte partagée.

Transformer la respiration en jeu

Les enfants apprennent en jouant, c'est bien connu. Alors, transformons la respiration en un grand jeu ! Vous pouvez par exemple organiser des défis de respiration : qui arrivera à faire le plus de bulles de savon en une seule expiration ?

Qui pourra souffler le plus loin une plume ou un morceau de papier ?

Qui réussira à garder une balle en équilibre sur son ventre pendant 10 respirations profondes ?

Vous pouvez aussi créer des parcours de respiration, où chaque étape correspond à un exercice respiratoire.

Par exemple : "Au premier arbre, on s'arrête et on fait 5 respirations du lion. Au banc, on s'allonge et on fait la respiration de l'ours qui hiberne. À la fontaine, on fait la respiration de la grenouille..." L'imagination est la seule limite !

Associer la respiration à des moments clés

Pour que la respiration consciente devienne un réflexe naturel pour nos enfants, il est important de l'associer à des moments clés de leur journée.

Le coucher est un moment particulièrement propice : vous pouvez instaurer un petit rituel de respiration consciente pour aider votre enfant à se détendre et à trouver le sommeil.

Allongez-vous à côté de lui, et guidez-le dans quelques respirations profondes, en utilisant des images apaisantes. Les moments de stress ou de frustration sont aussi des opportunités de proposer la respiration comme un outil de gestion des émotions.

Quand votre enfant est en colère ou anxieux, invitez-le à prendre quelques grandes respirations avec vous, en soufflant fort comme le vent pour chasser les émotions difficiles. Montrez-lui comment la respiration peut l'aider à retrouver son calme et sa clarté.

Montrer l'exemple

Enfin, n'oublions pas que les enfants apprennent beaucoup en nous observant. La meilleure façon de leur transmettre les bienfaits de la respiration, c'est encore de les incarner nous-mêmes.

Quand vous pratiquez vos exercices respiratoires, faites-le devant vos enfants, en leur expliquant ce que vous faites et ce que vous ressentez. Quand vous vivez un moment stressant, verbalisez comment la respiration vous aide à gérer la situation.

En voyant la respiration comme un outil naturel et positif dans votre vie, vos enfants seront plus enclins à l'adopter dans la leur. Votre exemple sera leur meilleure inspiration pour faire de la respiration consciente une alliée de chaque instant.

Partager la respiration consciente avec son partenaire

Notre partenaire de vie est souvent la personne avec qui nous partageons nos joies, nos peines, nos défis au quotidien. C'est aussi celui ou celle qui peut le plus bénéficier des bienfaits de la respiration consciente, pour mieux gérer son stress, communiquer de manière plus apaisée, renforcer son bien-être et son immunité.

Alors, pourquoi ne pas faire de la respiration un projet de couple, un chemin de croissance à parcourir main dans la main ?

Voici quelques suggestions pour partager la richesse de la respiration consciente avec votre moitié :

Pratiquer ensemble

La respiration consciente peut devenir un rendez-vous quotidien, un moment de connexion et de complicité avec votre partenaire. Choisissez un moment dans la journée où vous pouvez pratiquer ensemble, que ce soit au réveil, avant les repas ou au coucher.

Asseyez-vous face à face, prenez-vous les mains et guidez-vous mutuellement dans quelques respirations profondes. Vous pouvez aussi explorer ensemble de nouvelles techniques respiratoires, en suivant les exercices proposés dans ce livre ou en participant à des ateliers.

Apprendre et progresser ensemble sera une source de motivation et de soutien mutuel.

Utiliser la respiration pour mieux communiquer

La respiration consciente peut être un outil précieux pour améliorer la communication dans votre couple. Quand une discussion s'échauffe ou qu'un conflit pointe, vous pouvez vous accorder une pause respiratoire ensemble.

Prenez quelques grandes inspirations et expirations, en synchronisant vos souffles si possible. Cela vous aidera à calmer vos émotions, à prendre du recul et à aborder la situation avec plus de clarté et de bienveillance. Vous pouvez aussi utiliser la respiration pour mieux vous écouter et vous comprendre.

Quand votre partenaire vous parle de quelque chose d'important pour lui/elle, focalisez votre attention sur votre souffle. Cela vous aidera à être pleinement présent(e), à accueillir ses paroles avec une oreille attentive et un cœur ouvert.

Respirer ensemble dans les moments difficiles

La vie de couple n'est pas un long fleuve tranquille, et il y a des moments où l'un ou l'autre traverse une période difficile, que ce soit au niveau professionnel, familial ou de santé.

Dans ces moments-là, la respiration consciente peut être un précieux soutien, un point d'ancrage pour traverser la tempête ensemble. Proposez à votre partenaire de prendre quelques minutes chaque jour pour respirer ensemble, en lui tenant la main ou en le/la prenant dans vos bras.

Laissez le rythme apaisant de votre souffle lui rappeler qu'il/elle n'est pas seul(e), que vous êtes là, solide et aimant(e). Votre respiration commune sera comme un baume sur ses blessures, un souffle d'espoir et de réconfort.

Célébrer les bienfaits de la respiration

Enfin, n'hésitez pas à célébrer ensemble les bienfaits que vous apporte la respiration consciente. Partagez vos petites victoires : "Aujourd'hui, j'ai réussi à rester calme pendant ma présentation grâce à la respiration abdominale !" ou "Ce matin, je me suis réveillé(e) en pleine forme après ma séance de cohérence cardiaque hier soir !". Réjouissez-vous des progrès de l'autre, encouragez-vous mutuellement.

Vous pouvez aussi vous offrir des cadeaux en lien avec la respiration : un joli coussin de méditation, un diffuseur d'huiles essentielles, un week-end dans un centre de yoga... Autant de façons de nourrir votre pratique commune et de célébrer cette richesse que vous cultivez ensemble au quotidien.

Faire découvrir la respiration consciente à ses proches

Au-delà de notre cercle familial proche, nous avons tous dans notre entourage des personnes qui pourraient bénéficier des bienfaits de la respiration consciente.

Que ce soient nos parents, nos frères et sœurs, nos amis ou nos collègues, nombreux sont ceux qui cherchent des outils pour mieux gérer leur stress, prendre soin de leur santé, trouver plus de sérénité dans leur vie.

Et si nous devenions pour eux des passeurs de souffle, des inspirations vivantes ? Voici quelques idées pour partager les trésors de la respiration consciente avec vos proches, en toute bienveillance et simplicité :

Partager votre expérience

La meilleure façon d'éveiller la curiosité de vos proches pour la respiration consciente, c'est de partager avec eux votre propre expérience. Racontez-leur comment cette pratique vous a aidé(e) à mieux gérer votre stress, à renforcer votre immunité, à trouver plus de joie et de présence dans votre vie.

Parlez-leur des exercices que vous pratiquez, des livres qui vous ont inspiré(e), des petits miracles que vous vivez grâce à votre souffle. Mais attention, il ne s'agit pas de vouloir convaincre à tout prix ou de vous poser en expert(e). Partagez avec authenticité et humilité, sans chercher à imposer quoi que ce soit. Laissez votre témoignage toucher ceux qui sont réceptifs, sans vous offusquer si d'autres ne le sont pas. Chacun a son chemin et son rythme vers la respiration consciente.

Offrir des ressources

Si certains de vos proches se montrent intéressés par la respiration consciente, n'hésitez pas à leur offrir des ressources pour aller plus loin. Vous pouvez leur prêter des livres qui vous ont inspiré, leur suggérer des applications ou des podcasts sur le sujet, ou même leur offrir une séance découverte avec un professeur de yoga ou de méditation.

Vous pouvez aussi les inviter à pratiquer avec vous, que ce soit pour quelques respirations conscientes pendant une balade ou pour une séance plus formelle à la maison. Partager votre pratique est une façon de l'approfondir et de créer des liens autour de cette expérience commune.

Organiser des ateliers ou des événements

Si vous vous sentez à l'aise et inspiré, vous pouvez aussi envisager d'organiser des ateliers ou des événements autour de la respiration consciente. Cela peut être un simple cercle de respiration entre amis, où chacun est invité à partager son expérience et à guider une pratique, ou un atelier plus structuré avec un thème spécifique, comme la respiration et le stress ou la respiration et la créativité.

Vous pouvez aussi imaginer des événements plus larges, ouverts à un public plus vaste, comme une conférence, une journée de pratique ou même un festival autour du souffle et du bien-être. En invitant des intervenants inspirants, en proposant des ateliers variés et en créant une atmosphère bienveillante, vous pouvez toucher et inspirer de nombreuses personnes.

L'essentiel est de rester humble et à l'écoute dans votre démarche de transmission. Il ne s'agit pas de vous poser en expert, mais de partager avec authenticité et générosité ce que la respiration vous a apporté. Chaque personne a son propre chemin et sa propre sensibilité, et ce qui résonne pour vous ne résonnera pas forcément pour les autres.

Soutenir les initiatives existantes

Enfin, n'oubliez pas que vous n'êtes pas seul dans cette démarche de partage des bienfaits de la respiration. De nombreuses associations, écoles, centres de yoga ou de méditation œuvrent déjà pour faire connaître ces pratiques au plus grand nombre.

Vous pouvez les soutenir en participant à leurs événements, en faisant connaître leurs actions autour de vous ou même en vous engageant bénévolement à leurs côtés. C'est une façon de contribuer à un mouvement plus large de sensibilisation et d'éducation à la santé respiratoire et au bien-être.

Vous pouvez aussi soutenir la recherche dans ce domaine, en participant à des études scientifiques sur les effets de la respiration ou en faisant des dons à des organismes qui financent ces travaux. Chaque contribution, même modeste, peut faire avancer la compréhension et la reconnaissance des bienfaits de la respiration consciente.

Respirer ensemble pour un monde meilleur

Au-delà de notre cercle proche, transmettre les bienfaits de la respiration consciente peut avoir un impact sur la société dans son ensemble. En effet, en apprenant à mieux respirer, nous ne développons pas seulement notre propre bien-être et notre propre résilience.

Nous cultivons aussi des qualités essentielles pour faire face aux défis collectifs de notre temps. Une respiration consciente favorise l'écoute, l'empathie, la bienveillance envers soi-même et les autres.

Elle nous apprend à prendre du recul, à répondre plutôt qu'à réagir, à coopérer plutôt qu'à nous opposer. Autant de compétences clés pour construire une société plus apaisée, plus inclusive et plus résiliente.

En partageant notre pratique respiratoire, nous invitons aussi à une reconnexion à soi, aux autres et à l'environnement. Nous inspirons un mode de vie plus lent, plus conscient et plus respectueux du vivant sous toutes ses formes.

Nous participons à l'émergence d'une nouvelle culture, où le bien-être individuel et collectif devient une priorité. Alors, osons faire rayonner les trésors de la respiration consciente autour de nous.

Partageons notre enthousiasme, nos découvertes, nos questions. Invitons nos proches, nos communautés, nos sociétés à explorer cette dimension essentielle de notre humanité. Car c'est ensemble, souffle après souffle, que nous pouvons faire advenir le monde plus harmonieux et plus épanoui dont nous rêvons.

Conclusion

Transmettre les bienfaits de la respiration consciente est peut-être le plus beau cadeau que nous puissions offrir à ceux qui nous entourent. C'est leur donner accès à un outil simple et puissant pour prendre soin de leur santé, de leur équilibre et de leur bien-être.

C'est aussi une invitation à se reconnecter à l'essentiel, à ce souffle qui nous relie à la vie et à notre humanité profonde. Mais cette transmission est aussi un chemin de croissance personnelle. En partageant notre pratique, nous approfondissons notre propre compréhension et notre propre engagement.

Nous clarifions nos intentions, nous affinons notre pédagogie, nous ouvrons notre cœur. Enseigner, c'est toujours apprendre en retour. Alors, laissons la générosité guider nos pas sur ce chemin de partage.

Offrons avec bienveillance ce que la respiration nous a apporté, sans attendre de retour ni de reconnaissance. Faisons confiance à la force de l'exemple et à la puissance de l'inspiration. Chaque souffle conscient que nous partageons est une graine semée, qui grandira et portera ses fruits en temps voulu.

Et n'oublions pas que la plus belle transmission est peut-être simplement d'incarner cette présence respirante dans chacun de nos gestes et de nos échanges. D'être pleinement nous-mêmes, connectés à notre souffle et à notre cœur. Car c'est en respirant ensemble, en rythme avec la grande respiration de la vie, que nous pouvons réellement faire une différence.

Alors, inspirons... et partageons. Et laissons le souffle nous guider vers toujours plus de connexion, de compassion et d'humanité. Le monde a tant besoin de cette respiration consciente et aimante. Soyons, à notre mesure, les ambassadeurs de cette belle révolution intérieure.

Chapitre 30 : Faire de la respiration consciente un art

Dans ce livre, nous avons exploré à maintes reprises les multiples facettes de la respiration consciente et son impact profond sur notre santé, notre immunité et notre bien-être global.

Des techniques ancestrales du yoga aux dernières découvertes scientifiques, nous avons vu comment le souffle peut devenir notre meilleur allié pour renforcer nos défenses naturelles, gérer notre stress, améliorer notre vitalité et notre qualité de vie. Mais au-delà des exercices et des pratiques spécifiques, la respiration consciente est bien plus qu'un simple outil.

C'est un véritable art de vivre, une philosophie qui nous invite à nous reconnecter à l'essentiel, à vivre en harmonie avec nous-mêmes et avec le monde qui nous entoure. En faisant de notre souffle un compagnon de chaque instant, nous transformons notre rapport à la vie, nous cultivons une présence et une conscience accrues.

Dans ce dernier chapitre, nous allons voir comment intégrer durablement la respiration consciente dans notre quotidien, pour en faire un pilier de notre hygiène de vie et de notre épanouissement. Nous explorerons les attitudes et les principes qui sous-tendent cet art de vivre par le souffle, et nous découvrirons comment cette pratique peut rayonner dans tous les aspects de notre existence.

Alors, inspirons profondément et préparons-nous à embrasser la respiration comme un chemin de vie, un voyage passionnant vers plus de présence, de vitalité et de sérénité.

La respiration consciente, bien plus qu'une technique

Tout d'abord, il est important de comprendre que la respiration consciente n'est pas qu'une simple technique à appliquer mécaniquement. C'est une véritable philosophie, une façon d'être au monde qui engage tout notre être.

Bien sûr, les exercices respiratoires comme la cohérence cardiaque, la respiration abdominale ou les pranayamas sont des outils précieux pour développer notre conscience du souffle et en récolter les bienfaits.

Mais ils ne sont que la partie émergée de l'iceberg, la porte d'entrée vers une dimension plus vaste et plus profonde. Car la respiration consciente, dans son essence, est un état d'être, une qualité de présence à soi et au monde.

C'est un choix que nous faisons à chaque instant : celui d'habiter pleinement notre corps, d'accueillir nos sensations, nos émotions, nos pensées avec bienveillance et curiosité.

C'est une invitation à nous relier à ce qu'il y a de plus vivant et de plus authentique en nous, au-delà de nos conditionnements et de nos automatismes. Lorsque nous respirons en pleine conscience, nous ne nous contentons pas de gonfler nos poumons.

Nous nous ouvrons à la vie qui nous traverse, nous nous laissons inspirer et transformer par le souffle qui nous anime. Chaque inspiration devient une célébration de l'instant présent, chaque expiration un lâcher-prise, un retour à l'essentiel.

Cette qualité de présence respirante, nous pouvons choisir de la cultiver à chaque moment de notre journée, que nous soyons en train de pratiquer un exercice formel ou simplement en train de vivre notre vie.

C'est là que la respiration consciente devient un véritable art de vivre, une façon d'être en relation avec nous-mêmes et avec le monde.

Attitudes et principes pour faire de la respiration un art de vivre

Pour faire de la respiration consciente un pilier de notre quotidien, certaines attitudes et certains principes sont particulièrement importants à cultiver. Voici quelques-uns des plus essentiels :

La présence attentive

La clé de la respiration consciente est la présence attentive, cette capacité à être pleinement là, dans l'instant présent, avec une attention ouverte et bienveillante. Lorsque nous portons notre attention sur notre souffle, nous ancrons notre esprit dans le moment présent, nous nous relions à notre corps et à nos sensations.

Cette présence attentive, nous pouvons choisir de la cultiver tout au long de notre journée, en portant une partie de notre attention sur notre respiration, quel que soit le contexte. Que nous soyons en train de manger, de marcher, de travailler ou d'échanger avec un proche, nous pouvons garder un fil de conscience sur notre souffle, sur les mouvements subtils de notre ventre et de notre cage thoracique.

Cette attention respirante devient comme un phare intérieur, qui nous ramène sans cesse à nous-mêmes, à notre centre. Elle nous aide à ne pas nous perdre dans le flot incessant de nos pensées, de nos préoccupations, de nos projections. Elle nous apprend à être là, simplement, pleinement, dans la richesse de l'instant.

L'accueil et le non-jugement

Un autre principe clé de la respiration consciente est l'accueil inconditionnel de ce qui est là, sans jugement ni résistance. Lorsque nous portons notre attention sur notre souffle, nous observons avec bienveillance tout ce qui se présente : les sensations dans notre corps, les émotions qui nous traversent, les pensées qui surgissent.

Nous apprenons à accueillir notre expérience telle qu'elle est, sans chercher à la modifier, à la contrôler ou à la juger. Nous reconnaissons que tout est éphémère, que les sensations, les émotions et les pensées vont et viennent comme les vagues sur l'océan.

Notre souffle devient notre ancrage, notre point de stabilité dans ce flux constant. Cette attitude d'accueil et de non-jugement, nous pouvons la cultiver face à tous les événements de notre vie.

Plutôt que de résister à ce qui nous déplaît, de nous accrocher à ce qui nous plaît, nous apprenons à accueillir chaque situation comme elle se présente, avec équanimité et ouverture. Nous développons notre résilience, notre capacité à surfer sur les vagues de l'existence.

La douceur et l'autocompassion

La respiration consciente est aussi une invitation à cultiver la douceur et la bienveillance envers nous-mêmes. Trop souvent, nous sommes durs avec nous-mêmes, nous nous jugeons, nous nous critiquons.

Nous sommes dans une relation de contrôle et de performance avec notre corps et notre esprit. La respiration consciente nous apprend à développer une relation plus douce et plus compatissante avec nous-mêmes.

Lorsque nous respirons avec conscience, nous prenons soin de nous, nous nous offrons un moment de pause et de ressourcement. Nous apprenons à nous écouter, à respecter nos limites, à répondre à nos besoins profonds.

Cette douceur respirante, nous pouvons choisir de l'étendre à tous les aspects de notre vie. Plutôt que de nous pousser sans cesse au-delà de nos limites, nous apprenons à nous traiter avec bienveillance, à nous accorder des moments de repos et de régénération.

Nous développons notre autocompassion, cette capacité à être là pour nous-mêmes dans les moments difficiles, à nous soutenir et à nous encourager comme nous le ferions pour un ami.

Le lâcher-prise et la confiance

Enfin, la respiration consciente est une grande école de lâcher-prise et de confiance en la vie. Lorsque nous inspirons, nous accueillons la vie, nous nous ouvrons à ce qui vient.

Lorsque nous expirons, nous relâchons, nous laissons aller ce qui ne nous sert plus. Notre souffle nous enseigne l'art subtil de savoir prendre et savoir donner, de savoir recevoir et savoir offrir.

En nous abandonnant au rythme naturel de notre respiration, nous apprenons à faire confiance au processus de la vie. Nous reconnaissons que nous ne pouvons pas tout contrôler, que certaines choses doivent être laissées au mystère, à l'intelligence de l'existence.

Nous apprenons à lâcher nos résistances, nos peurs, nos attachements, pour nous ouvrir à plus grand que nous. Cette confiance respirante, nous pouvons choisir de la cultiver dans tous les domaines de notre vie.

Plutôt que de vouloir tout maîtriser, tout anticiper, nous apprenons à nous détendre dans l'incertitude, à faire confiance en notre capacité à accueillir ce qui vient. Nous développons notre foi en la vie, en notre sagesse intérieure, en notre capacité à trouver les ressources en nous pour faire face aux défis.

En cultivant ces attitudes de présence, d'accueil, de douceur et de confiance, nous faisons de notre respiration bien plus qu'une pratique ponctuelle. Nous en faisons une véritable philosophie de vie, un art de vivre en conscience et en harmonie avec nous-mêmes et avec le monde.

Rayonner la respiration consciente dans tous les aspects de notre vie

Lorsque nous faisons de la respiration consciente un art de vivre, celle-ci ne peut que rayonner dans tous les aspects de notre existence. Elle devient comme un fil d'or qui tisse notre rapport à nous-mêmes, aux autres et au monde, apportant plus de présence, de fluidité et de joie dans notre quotidien.

Voici quelques exemples de la façon dont la respiration consciente peut illuminer les différentes facettes de notre vie :

Dans notre relation à nous-mêmes

En respirant consciemment, nous développons une relation plus intime et plus aimante avec nous-mêmes. Nous apprenons à nous écouter, à nous respecter, à prendre soin de nous. Notre souffle devient un allié précieux pour gérer notre stress, nos émotions, notre énergie.

Nous devenons plus conscients de nos besoins profonds, de nos aspirations, de nos limites. Nous apprenons à nous accorder des moments de pause et de ressourcement, à cultiver des activités qui nous nourrissent et nous inspirent. Notre respiration nous guide vers plus d'authenticité, d'intégrité et d'épanouissement.

Dans nos relations aux autres

La respiration consciente transforme aussi notre façon d'être en relation avec les autres. En étant plus présents et à l'écoute de nous-mêmes, nous devenons naturellement plus disponibles et attentifs à ceux qui nous entourent.

Nous apprenons à communiquer de manière plus consciente et empathique, en accordant notre respiration à celle de notre interlocuteur. Nous développons notre capacité à gérer les conflits avec calme et discernement, en respirant avant de réagir. Nous cultivons des relations plus authentiques et nourrissantes, basées sur le respect mutuel et la bienveillance.

Notre respiration devient un pont vers l'autre, un moyen de se relier au-delà des mots et des apparences. En respirant ensemble, en synchronisant nos souffles, nous créons une connexion profonde et intime, un sentiment d'unité et de partage.

Dans notre rapport au travail

Faire de la respiration consciente un art de vivre transforme également notre rapport au travail et à notre activité professionnelle.

En respirant de manière consciente pendant notre journée de travail, nous devenons plus présents, plus concentrés et plus efficaces. Nous apprenons à gérer notre stress et notre charge de travail avec plus de sérénité, en nous accordant des pauses respiratoires régulières.

Nous développons notre créativité et notre intuition, en laissant notre souffle inspirer nos idées et nos projets. Nous cultivons des relations de travail plus harmonieuses et coopératives, en communiquant de manière plus consciente et empathique.

Notre respiration devient un outil précieux pour trouver un équilibre entre vie professionnelle et vie personnelle, pour ne pas nous laisser submerger par les pressions et les deadlines. Elle nous aide à rester connectés à nos valeurs, à notre sens profond, à ce qui donne vraiment du sens à notre travail.

Dans notre lien à la nature et à l'environnement

La respiration consciente nous reconnecte aussi profondément à la nature et à notre environnement. En respirant en pleine conscience, nous prenons conscience de l'air qui nous entoure, de sa qualité, de sa préciosité. Nous réalisons que chaque inspiration est un cadeau de la vie, chaque expiration une participation au grand cycle du vivant.

En cultivant cette conscience respirante, nous développons naturellement un plus grand respect et une plus grande gratitude envers la nature qui nous nourrit. Nous réalisons que nous ne sommes pas séparés d'elle, mais intimement interconnectés, partageant le même souffle, la même essence.

Cette prise de conscience peut être un puissant moteur de changement, nous incitant à adopter un mode de vie plus durable, plus en harmonie avec notre environnement.

Respirer consciemment, c'est aussi se relier à tous les êtres qui partagent cette même respiration. En inspirant et en expirant en pleine présence, nous réalisons que nous sommes tous unis par ce mouvement essentiel, au-delà de nos différences. Nous prenons conscience de notre appartenance à cette vaste communauté des êtres respirants, de notre interdépendance fondamentale.

Cette conscience de notre unité dans la respiration peut nourrir notre compassion, notre sens de la solidarité et de la responsabilité envers tous les êtres vivants. Ainsi, en faisant de la respiration consciente un art de vivre, nous ne transformons pas seulement notre rapport à nous-mêmes, mais aussi notre rapport au monde.

Nous devenons des acteurs engagés de notre santé, de notre épanouissement, mais aussi de la santé et de l'harmonie collective. Chaque respiration consciente devient un geste d'éveil, un pas vers un monde plus conscient, plus bienveillant et plus respectueux du vivant.

Conclusion

Au terme de ce voyage au cœur de la respiration consciente, nous réalisons à quel point cet acte si simple et si naturel peut transformer notre vie en profondeur.

En apprenant à respirer pleinement et consciemment, nous nous offrons un outil précieux pour prendre soin de notre santé physique, émotionnelle et mentale. Nous renforçons notre immunité, notre vitalité et notre résilience face aux défis de l'existence.

Mais la respiration consciente est bien plus qu'une technique de bien-être. C'est un chemin de présence, de connaissance de soi et de connexion au vivant. En cultivant une relation intime et consciente avec notre souffle, nous apprenons à habiter pleinement notre corps, notre cœur et notre esprit.

Nous développons notre capacité à accueillir la vie telle qu'elle se présente, instant après instant, avec plus de clarté, de confiance et de gratitude. Faire de la respiration consciente un art de vivre, c'est choisir d'accorder à notre souffle l'attention et le respect qu'il mérite.

C'est faire de chaque inspiration et de chaque expiration une célébration de la vie qui nous traverse et nous anime. C'est reconnaître que notre respiration est notre plus fidèle compagne, notre plus précieuse alliée sur le chemin de notre épanouissement.

Alors, osons faire de notre respiration le cœur battant de notre quotidien. Osons lui donner l'espace et le temps dont elle a besoin pour déployer sa magie transformatrice. Osons respirer en pleine conscience, non seulement sur notre coussin de méditation, mais aussi dans la cuisine, au bureau, dans la nature, dans nos relations. Osons faire de chaque souffle un éveil, un retour à l'essentiel, un "oui" à la vie.

Car en respirant pleinement, c'est la vie que nous embrassons pleinement. En prenant soin de notre souffle, c'est de nous-mêmes et du monde que nous prenons soin. Alors, inspirons... et laissons la respiration consciente nous guider vers toujours plus de présence, de joie et de liberté.

Le voyage ne fait que commencer, et chaque souffle est une nouvelle invitation à nous éveiller à la beauté et à la profondeur de l'instant présent. Respirons, tout simplement. Et laissons la magie de la vie opérer, à travers nous et en nous, souffle après souffle, jour après jour. Namasté.

Conclusion : Embrassez le pouvoir de la respiration

Au terme de ce voyage au cœur de la respiration et de ses bienfaits sur notre santé, notre immunité et notre bien-être, une évidence s'impose : notre souffle est un trésor inestimable, une clé maîtresse pour vivre mieux et plus longtemps.

À chaque page de ce livre, nous avons exploré les multiples facettes de cette ressource vitale, découvrant comment elle influence notre corps, notre esprit et notre résilience face aux défis de l'existence. Nous avons vu que la respiration est bien plus qu'un simple processus automatique d'échange gazeux.

C'est une fonction complexe et fascinante, qui met en jeu tout notre être, de nos poumons à notre cerveau en passant par notre cœur, notre système immunitaire et notre microbiote.

Chaque inspiration nous relie à la vie, nous oxygène et nous nourrit. Chaque expiration nous ancre dans l'instant présent, nous purifie et nous régénère. Mais nous avons aussi pris conscience que dans notre monde moderne, trépidant et stressant, nous avons peu à peu perdu ce lien intime avec notre souffle.

Happés par le tourbillon de nos vies, nous respirons souvent de manière superficielle, saccadée, inconsciente. Nous coupons notre corps de son carburant le plus précieux, nous privant ainsi d'une source extraordinaire de vitalité, d'équilibre et de santé.

Les conséquences de cette négligence sont multiples et profondes. Une mauvaise respiration affaiblit notre immunité, nous rendant plus vulnérables aux infections, aux allergies, aux maladies chroniques. Elle perturbe notre système nerveux, nous maintenant dans un état de stress et d'anxiété permanent. Elle altère notre digestion, notre sommeil, notre capacité à nous concentrer et à gérer nos émotions.

À long terme, elle accélère même notre vieillissement et réduit notre espérance de vie. Mais la bonne nouvelle, c'est qu'il n'est jamais trop tard pour se reconnecter à son souffle et en faire un allié de chaque instant. Les techniques de respiration consciente que nous avons explorées dans ce livre sont autant de chemins vers une vie plus saine, plus équilibrée et plus épanouie.

Elles nous offrent des outils concrets et puissants pour prendre soin de nous, pour cultiver notre énergie vitale et notre joie de vivre. La respiration abdominale, par exemple, nous apprend à respirer par le ventre plutôt que par la poitrine. En mobilisant notre diaphragme, le muscle principal de la respiration, nous permettons à nos poumons de se remplir et de se vider complètement.

Nous oxygénons chacune de nos cellules, nous détoxifions notre organisme, nous apaisons notre système nerveux. Quelques minutes de respiration abdominale chaque jour suffisent à transformer notre rapport au stress, à l'anxiété, à la fatigue. La cohérence cardiaque, quant à elle, nous invite à synchroniser notre respiration avec notre rythme cardiaque.

En inspirant et en expirant à un rythme régulier de 6 cycles par minute, nous induisons un état de résonance dans tout notre corps. Notre cœur, notre cerveau et nos poumons entrent en harmonie, créant un sentiment profond de calme, de clarté et de bien-être.

Pratiquer la cohérence cardiaque régulièrement renforce notre résilience émotionnelle et notre capacité à faire face aux défis du quotidien. Le pranayama, l'art de la respiration yogique, nous ouvre à une dimension encore plus vaste et subtile de notre souffle.

Grâce à des techniques comme la respiration alternée, la respiration du feu ou la respiration en carré, nous apprenons à maîtriser le flux de notre énergie vitale, le prana. Nous purifions nos canaux subtils, nous éveillons notre conscience, nous cultivons notre présence à nous-mêmes et au monde.

Le pranayama devient un pont entre notre corps et notre esprit, une voie d'accès à notre sagesse intérieure. Mais les bienfaits de la respiration consciente ne se limitent pas à notre bien-être individuel. En prenant soin de notre souffle, nous agissons aussi sur notre environnement et sur la planète entière.

Car respirer, c'est participer au grand cycle de la vie, c'est s'inscrire dans l'écosystème global qui nous entoure et nous sustente. Chaque inspiration nous connecte à l'atmosphère, cette mince couche d'air qui enveloppe notre Terre et rend la vie possible. En respirant consciemment, nous prenons conscience de la préciosité de cet air que nous partageons avec tous les êtres vivants.

Nous réalisons que la qualité de notre souffle dépend intimement de la santé de notre environnement, de la pureté de l'air, de l'équilibre des écosystèmes. Cette prise de conscience peut être un puissant moteur de changement, nous incitant à adopter un mode de vie plus durable et respectueux de notre planète.

En choisissant des moyens de transport doux, en privilégiant une alimentation bio et locale, en réduisant notre consommation d'énergie, nous œuvrons pour un air plus pur et une Terre plus saine. Respirer devient alors un acte écologique, un geste de gratitude et de responsabilité envers le vivant.

Mais respirer consciemment, c'est aussi se relier à tous les êtres qui partagent cette même respiration. En inspirant et en expirant en pleine présence, nous réalisons que nous sommes tous interconnectés, unis par ce mouvement essentiel qui nous traverse et nous anime.

Nous prenons conscience de notre appartenance à cette vaste communauté des êtres respirants, de notre interdépendance fondamentale. Cette conscience de notre unité dans la respiration peut nourrir notre compassion, notre sens de la solidarité et de la fraternité.

En ces temps de crise sanitaire, où un virus respiratoire a mis le monde entier à l'épreuve, elle nous rappelle l'urgence de prendre soin les uns des autres, de cultiver l'entraide et la bienveillance.

Car c'est ensemble, en mettant nos souffles en commun, que nous pourrons faire face aux défis de notre temps et construire un avenir plus juste et plus harmonieux. Alors, osons faire de notre respiration une alliée consciente et aimante.

Offrons-lui notre présence et notre gratitude à chaque instant. Laissons-là nous guider vers une vie plus saine, plus équilibrée, plus en phase avec nos aspirations profondes et celles de notre planète. Car chaque souffle conscient est un pas vers un monde plus apaisé et plus heureux, une respiration à la fois. Bien sûr, embrasser le pouvoir de la respiration ne se fera pas du jour au lendemain.

C'est un chemin de patience, de douceur et de persévérance. Il nous faudra désapprendre nos mauvaises habitudes, surmonter nos résistances, apprivoiser nos peurs et nos doutes. Il nous faudra aussi accepter que chaque jour est différent, que notre souffle est le reflet vivant de notre état intérieur et des fluctuations de notre vie.

Mais en cultivant une relation intime et bienveillante avec notre respiration, nous découvrirons peu à peu ses trésors insoupçonnés. Nous goûterons à la paix profonde qui émerge lorsque notre esprit s'apaise et s'unifie. Nous savourerons la joie simple d'être en vie, de sentir l'air emplir nos poumons et circuler dans tout notre corps. Nous nous émerveillerons de la beauté du monde qui nous entoure, de la symphonie du vivant dont nous faisons partie intégrante.

Respirer deviendra bien plus qu'une fonction vitale : ce sera une célébration de chaque instant, une prière silencieuse, une ode à la vie qui palpite en nous et autour de nous. Chaque cycle de respiration consciente nous invitera à ralentir, à nous poser, à nous relier à l'essentiel. Il nous rappellera que malgré les tumultes et les défis de l'existence, il y a en nous une source intarissable de paix, de sagesse et de bienveillance.

Alors, inspirons... et laissons la magie de la respiration consciente illuminer notre chemin de vie. Expirons... et offrons au monde ce que nous avons de meilleur, pour contribuer à son éveil et à sa guérison.

Osons faire de chaque souffle un rendez-vous sacré avec nous-mêmes, les autres et l'univers. Car c'est dans la qualité de notre respiration que se joue, instant après instant, la qualité de notre présence à la vie.

Puisse ce livre être pour vous une invitation à explorer toutes les dimensions de votre souffle, à en faire votre compagnon le plus fidèle et le plus précieux. Puisse-t-il vous inspirer à prendre soin de vous, des autres et de la planète, une respiration à la fois.

Car le monde a tant besoin de notre souffle conscient, de notre engagement et de notre amour. Alors, respirons ensemble, avec conscience, confiance et gratitude. Et embrassons, à chaque inspiration et chaque expiration, le pouvoir infini de la vie qui nous traverse.

Namasté.